Ayuno Intermitente – Dieta Cetogénica – Dieta Antiinflamatoria:

3 Dietas En 1 Libro

La Guía Completa y Fácil de Dietas Para Perder Peso Rápidamente, Quemar Masa Grasa Sin Sufrir Hambre, Mejorar La Salud, El Bienestar Del Organismo. Aprender a Comer de Forma Adecuada y Saludable

I0491824

Thiago Palacios Aranda

Primera Edición: Enero de 2020

Índice

Introducción: ¿Qué Es El Ayuno Intermitente?

Primero lo primero, que sepas que este libro es un compendio que ofrece 3 tipos de dietas. Ahora, el ayuno intermitente se está convirtiendo rápidamente en una opción popular entre quienes intentan perder peso. Sin embargo, también es popular entre muchas otras personas que desean cosechar sus beneficios para la salud y el bienestar. Entonces, ¿de qué se trata el ayuno intermitente?

¿En qué se diferencia el ayuno intermitente de otras dietas?

Esencialmente, el ayuno intermitente (o IF para abreviar) es un patrón de alimentación en lugar de una dieta regular.

Las dietas estándar se centran en lo que estás comiendo. Las personas que hacen dieta están restringidas a un cierto número de calorías o tipos específicos de alimentos.

Esto permite que personas que hacen dieta a pensar constantemente en lo que son y no se les permite comer. Los alimentos grasos y azucarados están absolutamente prohibidos. Hay un fuerte enfoque en verduras, frutas y comidas bajas en grasas y azúcares. Los que siguen estas formas de comer a menudo terminan fantaseando con golosinas y bocadillos. Si bien pueden perder peso, pueden tener dificultades para cumplir su plan de alimentación a largo plazo.

El ayuno intermitente es diferente. Es un estilo de vida más que una dieta. Implica patrones de alimentación durante los cuales se alterna entre ventanas de ayuno y alimentación. A diferencia de otras dietas, no se enfoca en lo que está comiendo. En cambio, se enfoca en cuándo debes comer. Algunas personas que hacen dieta disfrutan de la mayor libertad que esto les da. Pueden comer los alimentos que disfrutan sin culpa. Muchas personas también encuentran que se adapta mejor a sus estilos de vida.

Los orígenes del ayuno intermitente

El ayuno intermitente como opción de estilo de vida es relativamente nuevo. Sin embargo, el concepto de ayuno ciertamente no lo es. Hay versículos en la Biblia y el Corán sobre el ayuno con fines religiosos. Muchas personas religiosas todavía ayunan hoy por razones religiosas. El mes de Ramadán sigue siendo una época en que los musulmanes se abstienen de comer de sol a sol. Por lo tanto, es fácil ver dónde se origina la idea del ayuno intermitente.

Incluso durante las antiguas civilizaciones griegas, se practicaba el ayuno. En muchas culturas primitivas, el ayuno era parte de muchos rituales. También ha formado la base de protestas políticas, por ejemplo por las sufragistas a principios del siglo XX.

El ayuno terapéutico se convirtió en una tendencia durante el siglo XIX como una forma de prevenir o tratar la mala salud.

Realizado bajo la supervisión de un médico, este tipo de ayuno se adoptó para tratar muchas afecciones, desde hipertensión hasta dolores de cabeza.

Cada ayuno se adaptó a las necesidades del individuo. Puede ser solo un día o hasta tres meses.

Aunque el ayuno cayó en desgracia a medida que se desarrollaron nuevos medicamentos, recientemente ha resurgido. En 2019, "ayuno intermitente" fue uno de los términos más buscados. Entonces, ¿qué debes saber al respecto?

Los tipos más populares de ayuno intermitente

Hay muchos tipos diferentes de ayuno intermitente. Cada uno tiene sus propios seguidores. Todos siguen el mismo principio de restringir la ingesta de alimentos durante un cierto período de tiempo. Sin embargo, la duración del tiempo y la brecha entre las ventanas para comer varía.

Quizás el método IF más popular es el rápido 16: 8. Esto implica una ventana para comer de 8 horas seguida de 16 horas de ayuno.

Muchas personas consideran que esta es la opción más conveniente para ellos.

Si se saltan el desayuno o la cena, pueden adaptarlo fácilmente a su estilo de vida.

Otra opción popular de IF es el ayuno de 24 horas. Esto a veces se conoce como el método Eat-Stop-Eat. Implica comer normalmente un día y luego evitar la comida durante las siguientes 24 horas. Los espacios entre los ayunos pueden ser tan cortos como 24 horas o hasta 72 horas.

El método de ayuno 5: 2 también es popular. Esto implica comer normalmente durante cinco días de la semana. Los otros dos días consecutivos, la persona que hace dieta debe restringir su consumo de calorías a alrededor de 500-600 calorías.

Algunas personas que hacen dieta IF eligen el método 20: 4. Esto implica concentrar todas las comidas cada día en una ventana de cuatro horas. Durante las otras 20 horas del día, la persona que hace dieta no debe comer calorías.

Hay varios otros tipos de dieta en ayunas. Algunas personas siguen ayunos prolongados de hasta 48 o 36 horas. Otros ayunan por períodos aún más prolongados. Si está considerando probar IF, deberá elegir el método adecuado para usted.

¿Por qué las personas prefieren el ayuno intermitente?

A diferencia de otros tipos de dietas, IF permite que las personas que hacen dieta coman más o menos lo que quieren. Pueden comer los alimentos azucarados o grasos que anhelan. Pueden salir a comer y no preocuparse por el conteo de calorías. No tienen que comer alimentos que no disfrutan. No tienen que sentir que se están privando de las cosas que aman. Es fácil ver por qué es una opción tan popular.

No solo eso, sino que con el ayuno de forma intermitente ofrece muchos más beneficios que otros tipos de dieta. Sí, promueve la pérdida de peso rápida.

Sin embargo, también ayuda a personas que hacen dieta a sentirse más concentradas y ser más productivas. Les ayuda a sentirse más saludables y con más energía. Con los beneficios para el bienestar que trae esta forma de comer, no es de extrañar que las personas lo prefieran a las dietas regulares.

Cambie Los Hábitos Y Mejore Su Estilo De Vida

Si está convencido empezar con el ayuno intermitente y disfrutar de los beneficios, necesitará saber cómo comenzar y que hábitos cambiar. Después de todo, embarcarse en cualquier nuevo régimen puede ser complicado. Entonces, ¿cómo puedes comenzar de la mejor manera posible? Aquí hay algunos consejos importantes.

Comenzando con un régimen menos riguroso

Puede ser tentador tratar de perder tanto peso como sea posible comenzando con un ayuno prolongado.

Sin embargo, tome en cuenta que todo esto podría no ser el mejor enfoque.

Como ya hemos mencionado, puede ser difícil ayunar durante períodos prolongados si nunca lo ha hecho antes. Si está acostumbrado a una dieta de alimentos procesados con alto contenido de carbohidratos y azúcar, tendrá dificultades para ayunar durante 36 horas seguidas.

Si encuentra que su primer ayuno es increíblemente difícil, probablemente pospondrá toda la idea. Incluso si no lo es, la probabilidad de mantenerlo por cualquier período de tiempo es baja.

Se recomienda probar cualquier plan de ayuno intermitente durante al menos un mes. Esto le dará tiempo suficiente para ver si le está funcionando o no. Será muy difícil que alguien sin experiencia se adhiera a un régimen rápido extendido a largo plazo.

Por lo tanto, es mejor optar por uno de los regímenes menos rigurosos para comenzar. La dieta 5: 2 te permite comer algo todos los días.

De hecho, puede comer sus comidas regulares los cinco días de la semana. Los otros dos, aún obtienes 500 o 600 calorías para jugar.

Esto debería brindarle muchas opciones siempre que tome decisiones saludables. Elija sus comidas sabiamente, y experimentará los beneficios sin sentir hambre alguna vez.

Alternativamente, pruebe el popular método 16: 8. Durante una gran parte de tu tiempo de ayuno estarás dormido. Entonces podrá comer lo que quiera (dentro de lo razonable) durante su período de alimentación de 8 horas. A muchas personas les gusta la libertad que esto ofrece. Cuando se acostumbran al ayuno de 16 horas, encuentran esta forma de comer bastante simple.

Si desea trabajar hasta ayunos más largos una vez que esté acostumbrado al ayuno, puede hacerlo. Sin embargo, muchas personas continúan siguiendo su plan inicial a largo plazo y experimentan buenos resultados.

Mantenerse hidratado

Independientemente del plan de ayuno de forma intermitente que intente, debe mantenerse bien hidratado. El ayuno solo se refiere a alimentos y bebidas que contienen calorías. No significa que no pueda tomar agua y otras bebidas sin calorías. De hecho, ¡deberías beber más!

Mantenerse hidratado asegurará que las toxinas puedan eliminarse eficazmente de su cuerpo. Esto ayudará a promover sus objetivos de pérdida de peso y bienestar. También lo ayudará a mantenerse saludable de otras maneras. Tu piel estará más sana. Sus hábitos intestinales serán más regulares. También evitará dolores de cabeza y otros problemas asociados con la deshidratación.

Beber bebidas sin calorías durante el ayuno también puede ayudar a evitar que sienta hambre. A menudo, creemos que tenemos hambre, pero en realidad tenemos sed. Si bebe un vaso de agua cuando comienza a sentir hambre, continuará ayunando por más tiempo.

Intente experimentar con diferentes patrones de alimentación

Hemos sugerido algunos horarios de planes de alimentación anteriores, sin embargo, eso no significa que deba atenerse a ellos. Los días y horarios que hemos sugerido son solo ejemplos. Puede que no funcionen para ti. Debe elegir los días y patrones de alimentación adecuados para su estilo de vida, preferencias y necesidades.

Tal vez prefiera comenzar a comer tan pronto como se levante y luego tener su última comida temprano. O tal vez es mejor romper el ayuno temprano en la tarde y tener una última comida justo antes de acostarse.

Es posible que prefiera ayunar los fines de semana para no tener que preocuparse por sentirse cansado en el trabajo. O ayunar en un día laborable puede ser adecuado para usted, por lo que tiene distracciones.

No existe un plan IF perfecto para todos. Eso significa que puede que tenga que hacer un poco de experimentación. Sopesa los pros y los contras de todos los regímenes que hemos sugerido. Piensa en cuál te atrae más y pruébalo.

Es mejor tratar de darle un mes para ver qué tan bien funciona para usted. Si tiene problemas, es hora de volver al tablero de dibujo. Pruebe un régimen de ayuno intermitente diferente para ver si eso se adapta mejor a su estilo de vida. O mueva sus ventanas para comer un poco para ver si se vuelve más manejable.

No tenga miedo de experimentar, después de todo, la experimentación podría ser la clave del éxito.

La Práctica Del Ayuno Intermitente

Aunque el ayuno intermitente ofrece muchos beneficios, el mayor es la pérdida de peso. La mayoría de las personas que se embarcan en este estilo de vida esperan perder peso y mantener un peso corporal saludable. Entonces, ¿por qué el ayuno intermitente ayuda a promover la pérdida de peso? Aquí, nos fijamos en las tres razones principales.

Ingesta reducida en calorías

La razón principal por la que IF ayuda a aumentar la pérdida de peso es porque, naturalmente, come menos.

Cuando solo tiene una ventana corta para comer, tiene menos tiempo para comer. Por lo general, se perderá al menos una comida por día para acomodar este horario.

Como resultado, consumirá menos calorías en cada período de 24 horas. Como sabes, debes mantener un déficit de calorías para perder peso. Por lo tanto, IF lo ayuda a alcanzar sus objetivos de pérdida de peso de manera efectiva.

Sin embargo, es importante tomar en cuenta que algunas personas no pierden peso cuando realizan el ayuno de manera intermitente. Esto es a que no reducen su consumo de calorías. Durante su ventana para comer, continúan comiendo tanto como lo hubieran hecho si hubieran estado comiendo normalmente. Por lo tanto, no tienen el déficit de calorías necesario para perder peso.

Siempre que no coma en exceso durante su período de alimentación, reducirá automáticamente su consumo de calorías.

Los cambios hormonales aumentan el metabolismo

El cuerpo humano almacena energía en forma de calorías y grasa corporal. Si no come, su cuerpo cambia varias cosas para que la energía almacenada sea más accesible. Estos cambios involucran la actividad de su sistema nervioso. También incluyen cambios importantes en una serie de hormonas clave.

Estos cambios ocurren en el metabolismo cuando estás en ayunas:

- La insulina aumenta cada vez que comes. Si ayuna, su nivel de insulina disminuirá drásticamente. Un nivel de insulina más bajo facilita el quemar la grasa.

- HGH (hormona de crecimiento humano) se dispara cuando ayunas. Puede aumentar hasta cinco veces su nivel normal. La hormona del crecimiento ayuda al aumento muscular y la pérdida de grasa.

- La noradrenalina (norepinefrina) es enviada por el sistema nervioso a las células grasas. Esto hace que rompan la grasa corporal. Se convierte en ácidos grasos libres. Estos se queman para producir energía.

Muchas personas creen que si ayunas, tu metabolismo se ralentiza. Pero el ayunar en un plazo relativamente corto puede aumentar el quemar grasa. Ha habido dos estudios que han demostrado que ayunar durante 48 horas aumenta el metabolismo hasta en un 14 por ciento.

Los niveles reducidos de insulina aceleran el quemar la grasa

Probablemente ya conozca la insulina debido a su importancia para los diabéticos. Las personas con diabetes tienen que tomar insulina para mantener la función normal. Sin embargo, muchas personas no están seguras de lo que hace la insulina en el cuerpo o incluso de lo que es.

La insulina es una hormona que produce el páncreas. Su trabajo es convertir el azúcar (glucosa) en la sangre en energía. Las células luego usan esa energía como combustible. La insulina también tiene otro papel que desempeñar en el cuerpo. Impulsa el almacenamiento de grasa.

El nivel de insulina en el cuerpo aumentará cada vez que coma. También disminuye cada vez que ayunas. El nivel más bajo de insulina causado cuando ayunas puede ayudar a prevenir el almacenamiento excesivo de grasa. También ayuda al cuerpo a movilizar la grasa que ya está almacenada. Como resultado, puede aumentar su pérdida de grasa y ayudarlo a perder peso más rápidamente.

Los Beneficios Del Ayuno Intermitente

Hay varios beneficios que reportan aquellos que siguen un estilo de vida intermitente en ayunas. Aquí, echamos un vistazo más de cerca a algunos de los más comunes.

Pérdida de peso

Muchas personas que hacen ayuno intermitente lo hacen para perder peso rápidamente. Hay evidencia que demuestra que esta forma de comer te ayuda a perder peso más rápido. Hay varias razones por las cuales IF ayuda a perder peso. Mejora la función del metabolismo para quemar grasa más rápido.

También reduce la cantidad de calorías que consume en 24 horas. Al reducir los niveles de insulina, aumentar los niveles de la hormona del crecimiento y aumentar la noradrenalina, el IF acelera la descomposición de la grasa. También facilita el uso de grasas para producir energía.

Está demostrado que el ayuno por períodos cortos puede aumentar su tasa metabólica hasta en un 14 por ciento. Esto significa que quemarás más calorías. Como resultado, IF puede ayudar a causar una pérdida de peso de hasta 8 por ciento en un período de 3 a 24 semanas. ¡Esa es una pérdida impresionante!

Aquellos que prueban IF reportan una reducción del 7 por ciento en la circunferencia de su cintura. Esto indica una pérdida de grasa abdominal, el tipo de grasa más dañino que provoca enfermedades.

Como beneficio adicional, IF causa una pérdida muscular reducida en comparación con las dietas de restricción calórica.

Reparación de células

Cuando ayunas, las células de tu cuerpo comienzan un proceso de eliminación de células de desecho. Esto se conoce como "autofagia". La autofagia implica la descomposición de las células del cuerpo. También implica la metabolización de proteínas disfuncionales y rotas que se han acumulado con el tiempo en las células.

¿Cuál es el beneficio de la autofagia? Bueno, los expertos creen que ofrece protección contra el desarrollo de varias enfermedades. Estos incluyen la enfermedad de Alzheimer y el cáncer.

Por lo tanto, si sigue un régimen de ayuno intermitente, puede ayudar a protegerse de las enfermedades. Como resultado, puede vivir una vida más larga y saludable.

Sensibilidad a la insulina

Más personas que nunca tienen diabetes tipo 2. La enfermedad se está volviendo más común debido al aumento de la obesidad. La característica principal de la diabetes es el aumento en niveles del azúcar en nuestra sangre debido a resistir la insulina. Si puede reducir la insulina, el nivel de azúcar en su sangre debería disminuir. Esto ofrecerá una excelente protección contra el desarrollo de diabetes tipo 2.

Está demostrado que el ayuno de forma intermitente goza de un gran beneficio cuando se trata de resistir a la insulina. Puede reducir el nivel de azúcar en su sangre en una cantidad impresionante. En estudios sobre el ayuno intermitente con participantes humanos, su nivel de azúcar en la sangre disminuyó hasta un 6 por ciento durante el ayuno. Como resultado, en los niveles de insulina por las mañanas pueden reducirse hasta en un 31 por ciento. Esto muestra que IF podría ofrecer el beneficio de reducir la posibilidad de desarrollar diabetes.

Otra investigación llevada a cabo entre ratas de laboratorio diabéticas mostró IF protegido contra daños a los riñones.

Esta es una complicación grave asociada con la diabetes. Entonces, nuevamente, sugiere el ayuno de forma intermitente también es una gran opción para cualquier persona que ya tenga diabetes.

Función cerebral mejorada

Cuando algo es bueno para tu cuerpo, a menudo también es bueno para tu cerebro. Se sabe que el ayuno de forma intermitente mejora varias características metabólicas. Estos son vitales para la buena salud del cerebro.

Se ha demostrado que el ayuno de forma intermitente reduce el estrés oxidativo. También reduce la inflamación y reduce el nivel de azúcar en la sangre. No solo eso, reduce el resistir a la insulina como mostramos anteriormente. Todos estos son factores clave para mejorar la función cerebral.

Los estudios que se han realizado con ratas de laboratorio también han demostrado que la IF puede ayudar a impulsar el crecimiento de nuevas células nerviosas.

Esto también ofrece beneficios cuando se trata de la función cerebral. Mientras tanto, también aumenta el nivel de BDNF (factor neurotrófico derivado del cerebro). Esta es una hormona cerebral, y si tiene deficiencia puede sufrir problemas cerebrales y depresión. Cuando intente el ayuno intermitente, tendrá una mejor protección contra estos problemas.

Como ventaja adicional, los estudios en animales han demostrado que la IF puede proteger contra el daño cerebral provocado por los accidentes cerebrovasculares.

Todo esto nos dice que el ayuno de forma intermitente brinda muchos beneficios a nuestra salud cerebral.

Inflamación disminuida

Se sabe que el estrés oxidativo es un factor clave en las enfermedades crónicas, así como en el envejecimiento. El estrés oxidativo implica radicales libres que son moléculas inestables que reaccionan con otras moléculas clave como el ADN y las proteínas. El resultado es el daño a esas moléculas que causa daño en el cuerpo.

Se han realizado varios estudios para demostrar que la IF puede ayudar a mejorar la capacidad de su cuerpo para resistir el estrés oxidativo. Otros estudios también han demostrado que puede ayudar a combatir la inflamación, que también provoca muchas enfermedades comunes.

Que Hay Que Evitar Al Aplicar El Ayuno Intermitente ¿Es Seguro El Ayuno Intermitente?

Es posible que desee embarcarse en un estilo de vida en ayunas intermitente, pero es posible que le preocupe la seguridad. Después de todo, no todas las dietas son adecuadas para todos.

Un factor clave para la pérdida de peso segura y exitosa es obtener una nutrición suficiente. Si no obtiene suficientes minerales, vitaminas y proteínas, podría enfermarse. Con muy pocas calorías y un patrón de alimentación demasiado restrictivo, es posible que no pueda obtener suficientes nutrientes. Esto puede causarle problemas médicos.

La buena noticia es que el ayuno de forma intermitente parece ser una forma segura de comer para la mayoría de las personas. Pero existen casos donde que se debes evitar el ayuno intermitente.

¿Quién debe evitar el ayuno intermitente?

Hay algunos grupos de personas que deben tener cuidado cuando hacen ayunos intermitentes. Aunque es posible que no necesiten evitar este estilo de vida por completo, deberán mostrar precaución.

El primero son los niños. Los niños están creciendo y desarrollándose. Por lo tanto, necesitan comer suficientes calorías todos los días. También necesitan obtener suficientes nutrientes en forma de minerales y vitaminas. Sin suficiente proteína no pueden crecer adecuadamente. Esto podría conducir a una serie de problemas. Las enfermedades como el escorbuto pueden ser causa de las faltas de vitaminas necesarias. Aunque algunos expertos sugieren que los niños pueden ayunar de manera segura, es algo que debe abordarse con precaución.

Los diabéticos también deben tener cuidado cuando hacen ayuno intermitente. Es cierto que IF tiene una serie de beneficios potenciales para los diabéticos.

Esto se debe al efecto sobre los niveles de insulina y azúcares en la sangre.

Pero, hay algunos peligros posibles. Si ayuna y tiene diabetes, sus niveles de azúcares en la sangre podrían bajar peligrosamente. Esto es especialmente probable si está tomando medicamentos para controlar la afección.

Cuando no come, su nivel de azúcares en la sangre será bajo. Su medicamento podría dejarlo caer aún más y provocar hipoglucemia. Esto puede hacerte desmayar, sentirte tembloroso o entrar en coma. Otro problema es que su nivel de azúcares en la sangre puede aumentar demasiado cuando come. Esto podría suceder si consume demasiados carbohidratos.

Si es diabético, siempre hable con un profesional de la salud antes de embarcarse en el caso de IF. También deberá ser más consciente de los síntomas del bajo nivel de azúcares en la sangre. Mientras ponga atención con lo que come y evite el ejercicio intenso, puede estar bien.

Los grupos tercero y cuarto que pueden desear evitar la IF son mujeres embarazadas y que son lactantes.

Los médicos generalmente recomiendan que estos grupos no intenten el ayuno intermitente.

Esto porque la nutrición es absolutamente vital en estas etapas de la vida de una mujer. No solo se está alimentando a sí misma, está alimentando a su bebé. Por lo tanto, ella necesita consumir suficientes calorías y nutrientes para mantener a dos personas. Esto puede ser difícil cuando se ayuna de manera intermitente. Por lo tanto, solo debe intentarse bajo supervisión médica.

¿Podría el ayuno intermitente desencadenar un trastorno alimentario?

Para la mayoría de las personas, el ayuno intermitente es una forma exitosa de comer que no causa problemas. Sin embargo, hay algunas personas que no prosperarán con este estilo de vida. Algunas personas tienen una tendencia natural a desarrollar conductas alimentarias desordenadas. Es posible que estas personas necesiten evitar el ayuno intermitente si desencadena un trastorno alimentario.

Por lo tanto, es vital reconocer si el ayuno intermitente se ha desviado en patrones de alimentación desordenada. Hay varios síntomas a tener en cuenta:

- Tienes ansiedad por comer y comer.

- Te sientes extremadamente fatigado.

- Experimenta cambios de humor, cambios menstruales y problemas al dormir.

Para aquellos que tienen una predisposición genética a patrones alimenticios desordenados, el ayuno intermitente puede ser peligroso. Es por hay un enfoque en no comer. La mayoría de las dietas se centran en reducir la ingesta de calorías al comer alimentos bajos en calorías. IF minimiza su consumo de calorías al evitar comer durante ciertos períodos. Esto puede llevarlo a ignorar las señales de hambre de su cuerpo. Además, para alguien con tendencia a desarrollar trastornos alimentarios, puede tener miedo a la comida debido a la IF. Se debe a que puede comenzar a asociar el evitar los alimentos con la pérdida de peso. Su cerebro puede comenzar a recompensarlo por no comer y desarrollar un miedo a las comidas.

Algunas personas encuentran que las dietas IF les provocan atracones. Cuando están en la ventana de su comida, terminan deleitándose con los alimentos ricos en calorías. Esto imita los comportamientos del trastorno alimentario. Por lo tanto, es importante ser muy consciente de cualquier posible signo de que su ayuno se está convirtiendo en un trastorno alimentario.

¿Cuáles son los efectos secundarios del ayuno intermitente?

El ayuno intermitente ofrece muchos beneficios, pero también tiene efectos secundarios. Estos pueden afectar a cada individuo de manera diferente. Algunos de los efectos que puede experimentar incluyen:

- Sentirse malhumorado, irritable y de mal humor debido al hambre.

- Experimentar niebla cerebral o fatiga excesiva.

- Obsesionarse sobre cuánto puede comer o qué puede comer

- Mareos persistentes, dolores de cabeza o náuseas debido al bajo nivel de azúcares en su sangre.

- Pérdida de cabello debido a la falta de nutrientes.

- Cambios en el ciclo menstrual debido a la rápida pérdida de peso.

- Estreñimiento debido a la falta de fibra, proteínas, vitaminas o líquidos.

- El potencial para desarrollar un trastorno alimentario.

- Trastornos del sueño

La mayoría de las personas no experimentarán estos efectos secundarios en gran medida. También suelen desaparecer después de un tiempo. Pero, en algunas personas, estos problemas son graves o duraderos. Si es así, es posible que desee detener el ayuno intermitente hasta que busque atención médica.

¿Pueden los atletas probar el ayuno intermitente?

Algunos atletas juran por el ayuno intermitente como una forma de mejorar su rendimiento deportivo. Sin embargo, existe una investigación mixta sobre el tema. Alguna evidencia sugiere que si no consume suficientes carbohidratos, la duración e intensidad de su entrenamiento sufrirán. Mientras tanto, otra investigación sugiere que IF ofrece beneficios para los atletas.

Algunos de los beneficios potenciales incluyen:

- Hormona para el crecimiento aumenta debido a la IF. Esto ayuda a aumentar el crecimiento muscular, cartilaginoso y óseo. También mejora su función inmune, todo bueno para los atletas.

- Mejora su flexibilidad metabólica para que pueda adaptarse más fácilmente entre las fuentes de energía. Su cuerpo estará en mejores condiciones de utilizar carbohidratos o grasas como fuente de combustible. También le permitirá quemar grasa durante mucho más tiempo antes de que su cuerpo cambie a carbohidratos. Como resultado, su insulina se mantendrá baja y su recuperación posterior al ejercicio mejorará.

- IF reduce la inflamación. Esto ayuda a su recuperación posterior al ejercicio. Cuando haces ejercicio, incurres en una gran cantidad de inflamación de la que debes recuperarte. Sin embargo, cuanto más rápido disminuya la inflamación, mejor. SI puede acelerar el proceso.

Sin embargo, hay algunas preocupaciones. Éstas incluyen:

- Podría causar una caída de testosterona que es problemática porque afecta la síntesis de proteínas musculares.

- Es posible que le resulte difícil comer suficientes calorías para permitirle ganar músculo.

¿Es seguro para las mujeres ayunar?

Muchos expertos dicen que es perfectamente seguro para las mujeres ayunar. Sin embargo, existe evidencia de que las mujeres tienen una mayor sensibilidad a las señales de inanición. Cuando el cuerpo siente hambre, aumenta la producción de grelina y leptina, las hormonas del hambre. Esto provoca un balance energético negativo y, a menudo, cambios de humor salvajes como resultado.

Las mujeres también son más propensas a otros desequilibrios hormonales si hacen IF. Esto puede causar dificultades en el ciclo menstrual. También puede interferir con la producción de la hormona tiroidea. Esto podría ser problemático para cualquier persona que padezca enfermedades autoinmunes.

Sin embargo, eso no significa que las mujeres no puedan intentar el ayuno intermitente. Solo significa que necesitan tener más cuidado. Puede ser mejor para las mujeres comenzar con una forma más suave de IF. En lugar de un ayuno prolongado, un ayuno de 12-14 horas puede ser la mejor opción.

Algunas mujeres prosperan con el ayuno intermitente, mientras que otras encuentran que no les conviene en absoluto. Vale la pena experimentar para ver si te funciona.

Ayuno intermitente 16: 8

Si desea probar el ayuno intermitente, puede comenzar con el ayuno 16: 8. Este método implica ayunar durante 16 horas y luego tener una ventana para comer de 8 horas. Es una de las formas más populares de esta forma de comer. Si está listo para comenzar, aquí hay un protocolo para 16: 8 IF.

Elegir una ventana para comer

Cuando esté listo para comenzar el ayuno 16: 8, lo primero que debe hacer es elegir una ventana para comer. Este período de 8 horas puede ser en cualquier momento del día. Por lo tanto, puede elegir el momento adecuado para sus preferencias y estilo de vida. Cuando haya elegido sus ocho horas preferidas, debe limitar su consumo de alimentos a esas horas.

¿Cómo eliges las horas adecuadas para ti? A mucha gente le gusta una ventana para comer desde el mediodía hasta las 8 pm Es por que pueden ayunar durante la noche, saltear el desayuno y luego disfrutar del almuerzo y la cena a la hora habitual. Incluso pueden agregar un par de refrigerios saludables a su régimen.

Algunas personas preferirían tener tres comidas al día, una mejor opción para comer es de 9 am a 5 pm. Esto permite el desayuno a las 9 a.m., almuerzo al mediodía y luego una cena temprana a las 4 p.m.

Otros prefieren esperar hasta la tarde para romper el ayuno y luego tener su última comida antes de acostarse.

Independientemente de la ventana de comida que elija, asegúrese de que se ajuste a sus patrones de estilo de vida. Si elige incorrectamente, no podrá seguir su dieta.

Planificación de alimentos saludables

Para maximizar los beneficios de la dieta 16: 8, debe comer alimentos saludables tanto como sea posible. Si consume alimentos ricos en nutrientes, no tendrá hambre ni ansiará alimentos poco saludables. Esto lo ayudará a mantener su nueva forma de comer a largo plazo.

Si bien puede disfrutar de algunos refrigerios y golosinas, debe equilibrar cada comida agregando variedad en los alimentos integrales. Algunos de los mejores incluyen:

- Frutas como plátanos, manzanas, naranjas, peras, duraznos y bayas.

- Verduras como tomates, verduras de hoja verde, pepinos, coliflor y brócoli.

- Granos integrales como avena, arroz, quinua, trigo sarraceno y cebada

- Grasas saludables: Aceite de coco, aguacate y aceite de oliva.

- Proteína magra como pollo, pescado, semillas, nueces, huevos y legumbres

Si se atracona de comida chatarra, podrías terminar negando los beneficios de esta dieta. Por lo tanto, aún debe mantener las opciones poco saludables al mínimo.

Elegir bebidas sin calorías

Puede tomar cualquiera de sus bebidas preferidas durante su período de comida. Al menos dentro de lo razonable! Si bebes varias botellas familiares de gaseosa entera, ¡probablemente no perderás peso!

En su ventana de ayuno, solo necesita consumir bebidas sin calorías. Si consumes cualquier bebida que contenga calorías, esencialmente estás rompiendo tu ayuno. Esto arruina todo tu régimen alimenticio.

El agua, el té verde, el café sin azúcar y el té sin leche son buenas opciones. También te ayudarán a controlar tu apetito y a mantenerte hidratado hasta que rompas el ayuno.

Ayuno intermitente de 24 horas

Si la dieta 16: 8 no es adecuada para usted, puede considerar el ayuno de 24 horas. Esto se conoce como el método Eat-Stop-Eat. Implica uno o dos días no consecutivos de ayuno cada semana.

Introducción al método Eat-Stop-Eat

Este método fue ideado por Brad Pilon, quien escribió un libro sobre esta forma de comer. Su metodología se basó en la investigación canadiense sobre el efecto de los ayunos en un plazo corto en la salud metabólica. La idea detrás del método de Pilon es reevaluar todo lo que ha aprendido sobre el horario de las comidas y la frecuencia de las comidas.

Esta dieta es bastante fácil de implementar. Simplemente elija uno o dos días no consecutivos de la semana en los que no comerá durante 24 horas. Puedes comer normalmente los otros cinco o seis días. Sin embargo, es aconsejable comer de manera saludable para obtener los mejores resultados.

Aunque parezca contradictorio, aún comerá todos los días calendario con este ayuno. ¿Cómo funciona esto?

Imagínese que decide ayunar desde las 9 am del lunes hasta las 9 am del martes. Usted come su última comida el lunes por la mañana antes de las 9 am. Luego puede comer su próxima comida el martes por la mañana después de las 9 am.

Durante sus horas de ayuno, debe mantenerse bien hidratado. Beba mucha agua y otras bebidas sin calorías, como té o café sin azúcar y sin leche.

Elegir tus días de ayuno

Si desea probar el método Eat-Stop-Eat, deberá elegir los días de ayuno adecuados para usted. Esto se reducirá a la elección individual. Primero, deberás elegir si ayunar durante un día o dos. Probablemente le resulte más fácil comenzar con un día de ayuno por semana. Cuando esté acostumbrado, puede aumentarlo a dos días por semana. Sin embargo, no exceda esa cantidad de días.

A algunas personas les resulta más fácil ayunar los fines de semana porque no tienen que concentrarse en el trabajo. Otros preferirían ayunar en los días de trabajo, por lo que tienen distracciones que les impiden pensar en la comida. Deberá determinar sus propias preferencias.

Sin embargo, recuerde que si elige hacer dos días de ayuno, no pueden ser consecutivos. Esto sería un período prolongado de ayuno.

Es posible que desee espaciar sus dos días rápidos de manera bastante uniforme. Alternativamente, es posible que desee espaciarlos con solo un día de diferencia y luego disfrutar comiendo el resto de la semana.

Es posible que deba experimentar para encontrar el patrón adecuado para usted.

Otros tipos de ayuno intermitente

Aunque el ayuno intermitente de 24 horas y 16: 8 son los dos tipos más populares, hay varios otros. Aquí, veremos más de cerca otros cinco tipos de regímenes de ayuno que siguen varias personas.

20: 4 en ayunas

El ayuno 20: 4 a veces se llama la dieta del guerrero. Fue una de las primeras dietas en involucrar el ayuno intermitente. Hecho popular por Ori Hofmekler, un experto en acondicionamiento físico, esta dieta implica comer una gran comida por la noche. Esta gran comida tiene lugar en una ventana para comer de cuatro horas.

Durante las otras 20 horas del día, solo se pueden comer pequeñas cantidades de frutas y verduras crudas. Las opciones de alimentos para esta dieta deben ser saludables, parecidas a las de la dieta Paleo. Deben ser alimentos integrales sin procesar que no contengan ingredientes artificiales.

5: 2 en ayunas

Esta forma popular de ayuno intermitente implica comer normalmente durante cinco días a la semana. Los dos días restantes, las calorías deben restringirse a 500 - 600. A veces llamada la Dieta Rápida, esta forma de comer se hizo popular por Michael Mosley, un periodista. Se recomienda a las mujeres comer 500 calorías en sus días de ayuno. Los hombres pueden tener 600 calorías en sus días de ayuno.

Puedes elegir qué dos días prefieres ayunar. Sin embargo, es mejor si no son consecutivos. En esos días, puede elegir comer una o dos comidas pequeñas. Muchas personas prefieren comer dos comidas de 250/300 calorías cada una.

Ayuno de 36 horas

El plan rápido de 36 horas significa que estarás ayunando por un día completo. A diferencia del método Eat-Stop-Eat, no comerá algo cada día calendario.

Si, por ejemplo, termina la cena a las 7 pm el primer día, omite todas sus comidas el día dos. No comerá su próxima comida hasta el día 3 a las 7 de la mañana. Esto equivale a un ayuno de 36 horas.

Existe alguna evidencia que sugiere que este tipo de período de ayuno puede producir un resultado más rápido. También puede ser beneficioso para los diabéticos. Sin embargo, también puede ser más problemático ya que pasará períodos prolongados sin comida.

Ayuno de día alterno

Esta forma de ayuno significa que ayunas durante 24 horas completas cada día alternativo. Algunas versiones de esta dieta IF le permiten comer hasta 500 calorías en un día rápido. Otros solo le permiten tomar bebidas sin calorías.

Esta no es la mejor opción para los recién llegados al ayuno intermitente. Te acuestas con hambre varias noches cada semana. Esto es difícil de mantener a largo plazo.

Ayunos extendidos

Seguir el método 16: 8 o Eat-Stop-Eat es bastante simple. Sin embargo, algunas personas están ansiosas por llevar al límite los beneficios del ayuno intermitente. Prefieren hacer un ayuno de 42 horas.

Esto implica cenar el día 1, digamos a las 6 pm. Todas las comidas se omitirán al día siguiente. En el día 3, luego desayunarías al mediodía. Este sería un tiempo de ayuno total de 42 horas.

Si prueba esta forma de comer, no debe restringir su consumo de calorías durante su ventana de alimentación.

Es técnicamente posible extender los ayunos por períodos de tiempo más largos. De hecho, el récord mundial es de 382 días. ¡Por supuesto, eso no es recomendable!

Algunas personas intentan ayunos de 7 a 14 días debido a los beneficios teóricos que se dice que proporcionan. Algunas personas dicen que un ayuno de siete días puede ayudar a prevenir el cáncer. Otros dicen que los ayunos más largos promueven la claridad mental. Estos beneficios no están probados y son teóricos. Probablemente sea mejor, por lo tanto, apegarse a uno de los planes IF probados y probados descritos anteriormente

Plan De Alimentación De Una Semana
Para El Ayuno Intermitente

Un concepto erróneo popular es que puede permitirse comer cualquier cosa mientras realiza el ayuno intermitente, incluida la comida rápida, los platos azucarados y altamente procesados. Si su objetivo es perder peso, mejorar la productividad y simplemente estar más saludable, es esencial que se ciña a comidas saludables.

Esto significa comer alimentos integrales y evitar los sospechosos habituales como el azúcar, los alimentos procesados, los carbohidratos vacíos, etc.

El tipo de dieta que elija depende de usted; siempre que sea equilibrado y se adapte a su estilo de vida. Para muchos, la dieta cetogénica ha demostrado ser un gran suplemento del ayuno intermitente, ya que puede ayudarlo a quemar más grasa.

Si aún no está seguro de cómo implementar una nueva dieta más saludable para respaldar sus objetivos de ayuno intermitente y facilitar su viaje de ayuno intermitente.

Buenas noticias: junto con un dietista profesional, hemos preparado un plan de comidas equilibrado de ayuno intermitente. Puede elegir planes de alimentación en función de su sexo, edad, actividad física y dieta (opciones disponibles de dieta cetogénica / baja en carbohidratos, vegana, vegetariana, paleo y equilibrada regular).

Qué Beber Durante El Ayuno Intermitente

Para obtener todos los beneficios para la salud del ayuno intermitente, como pérdida de grasa, aumento de la tasa metabólica, niveles más bajos de azúcar en la sangre, refuerzo del sistema inmunológico y otros, debe restringir el consumo de alimentos calóricos. Pero aún puede consumir bebidas no calóricas porque no rompen su ayuno y le permiten obtener todos los beneficios del ayuno.

Esto se debe a que las bebidas no calóricas no provocan la liberación de insulina y, como consecuencia, no interfieren con la quema de grasa y la autofagia (limpieza celular). Esto incluiría:

- Agua

- Agua con gas

- Agua mineral

- Café negro puro

- Té simple

Plan De Ayuno Intermitente: Guía Diaria
De 7 Días

Para ayudarlo a comenzar su viaje de ayuno intermitente de una manera fácil, divertida y sostenible, Preparamos un plan de ayuno intermitente de 7 días que le brinda una acción para cada día, con una descripción detallada y más aprendizajes.

Siga leyendo y vea una vista de los 7 días de ayuno intermitente. Si siente que es hora de tomar el asunto en sus propias manos y hacer del ayuno intermitente un estilo de vida sostenible, únase al Desafío de ayuno intermitente

DÍA 1

TAREA DE HOY: Ayuno de 12 h | 12 h Comer

LA MISIÓN DE HOY: Elija su horario de ayuno intermitente

Durante la primera semana, querrás ir poco a poco a tu ayuno intermitente. Es por eso que sugerimos comenzar con 12 horas de ayuno el primer día y continuar hasta 16 horas el día 5, agregando 1 hora adicional de ayuno cada día. De esa forma es más fácil que tu cuerpo y cerebro se acostumbre a la nueva forma de comer, además te das más tiempo para acostumbrarte al Ayuno Intermitente.

En su primer día, también queremos que elija el programa de ayuno intermitente que mejor se adapte a su estilo de vida, y al que se apegará durante todo el Desafío de ayuno intermitente de 7 días. La consistencia ha demostrado ser uno de los factores que más contribuyen al éxito.

DIA 2

TAREA DE HOY: Ayuno de 13 h | 11 h Comer

LA MISIÓN DE HOY: aprender los conceptos básicos del ayuno intermitente

El día 2, extenderá su ayuno a 13 horas. Solo una hora más en comparación con ayer, ¡puede hacerlo!

El día 2 es excelente para presentarle las pautas de alimentación saludable que respaldarán sus objetivos de ayuno intermitente: simplemente concéntrese en comer más alimentos integrales y evitar los sospechosos habituales como el azúcar, los alimentos procesados, los carbohidratos vacíos, etc.

Piense en comidas sencillas pero deliciosas y equilibradas que pueda hacer en casa, como huevos escalfados con espinacas, albóndigas con fideos de calabacín, ensalada de queso feta o hummus casero como refrigerio.

DÍA 3

TAREA DE HOY: Ayuno de 14 h | 10 h Comer

LA MISIÓN DE HOY: Define tus recompensas

Las recompensas son cruciales para establecer su nuevo hábito de ayuno intermitente. Por lo tanto, en el día 3 queremos que defina sus propias recompensas por cada día de ayuno exitoso. ¿Por qué son tan importantes las recompensas?

Una recompensa envía una señal positiva a su cerebro, diciendo "Hacer esto se siente bien, ¡deberíamos hacer más!". Puede ser cualquier cosa que te haga sentir bien.

Idealmente, la mejor recompensa del ayuno intermitente debe estar relacionada con sus necesidades primarias de relajarse, socializar, comer o jugar.

O bien, su recompensa también podría ser una acción de celebración simple (¡pero poderosa!) Que realiza inmediatamente después de completar el hábito, como animarse y decir "Buen trabajo" o marcar otro día libre en su hoja de seguimiento de progreso diario que recibe al unirse al desafío.

Si la recompensa es mayor, por ejemplo, una cena en un restaurante caro pero tan delicioso, puede probar la técnica de las fichas; por ejemplo, cada día exitoso de ayuno "le da" 1 ficha. Cuando hayas recogido 5 fichas, podrás darte un capricho y salir al restaurante.

DÍA 4

TAREA DE HOY: 15 h de ayuno | 9 h Comer

MISIÓN DE HOY: Preparar un almuerzo rico en proteínas

En el día 4 de ayuno intermitente, ¡ya estará ayunando durante 15 horas! Para romper su ayuno, le recomendamos tener un almuerzo rico en proteínas, que apoyará sus objetivos de pérdida de peso.

Por ejemplo, puede prepararse verduras al vapor oa la parrilla con una proteína de su elección, como carne a la parrilla, aves, pescado, tofu, huevos, frijoles, legumbres o nueces y semillas.

DIA 5

TAREA DE HOY: Ayuno de 16 h | 8 h Comer

MISIÓN DE HOY: Beber café negro cuando tenga hambre

En el día 5 del plan de ayuno intermitente, finalmente alcanzará su programa definitivo de ayuno intermitente 16/8 de ayuno durante 16 horas y comer dentro de la ventana de 8 horas. Y... en realidad será bastante fácil de lograr, algo que hemos visto nosotros mismos y en cientos de personas que ya tomaron el desafío del ayuno intermitente de 7 días.

Para ayudarlo a pasar las 16 horas de ayuno y controlar su hambre, en caso de que esté experimentando uno, le recomendamos beber café negro. Está lleno de antioxidantes y también suprime el apetito (¡aunque no se exceda!).

Tenga en cuenta: el café en ayunas intermitentes es café negro. Es decir, no le agregue azúcar, leche o cremas, ni capuchino, café con leche o blanco plano, solo café negro.

Si necesita algo dulce, agregue el edulcorante natural stevia, pero tenga cuidado, ya que podría provocar hambre.

¿No eres un bebedor de café? Elija té negro o verde o un vaso de agua.

DÍA 6

TAREA DE HOY: Ayuno de 16 h | 8 h Comer

MISIÓN DE HOY: Salir a caminar

¿Esperas perder algunos kilos durante estos 7 días de ayuno? Es importante seguir una dieta saludable y también recomendamos incorporar algo de ejercicio en tu rutina.

Sal a caminar justo antes de romper tu ayuno. Incluso una caminata rápida de 20 minutos será suficiente.

Caminar es una excelente manera de mejorar su estado físico general, su estado de ánimo y simplemente tomar un poco de aire fresco. Lo más importante es que salir a caminar cambiará tu enfoque del hambre y te ayudará a pasar esas últimas horas de ayuno más fácilmente.

DÍA 7

TAREA DE HOY: Ayuno de 16 h | 8 h Comer

MISIÓN DE HOY: Salir a caminar

Hoy, mantenga su nuevo programa de ayuno intermitente 16/8 y, mientras lo hace, reflexione sobre su progreso de la semana.

Reflexionar sobre su progreso es parte del éxito: para hacerlo, tome una foto de cuerpo completo, registre su peso y compárelo con su peso y foto iniciales. Deberías empezar a ver los primeros resultados en tu peso y / o apariencia física.

Además, queremos que respondas un par de preguntas para reflexionar sobre tu progreso, como cómo te sientes, si has notado cambios en tu energía, estado de ánimo y piel por el ayuno intermitente, etc.

Realizar un ejercicio como ese lo ayudará a identificar dónde, y lo más importante, por qué podría estar luchando y, por lo tanto, lo ayudará a tomar medidas para acelerar sus resultados y hacer del ayuno intermitente un nuevo hábito sostenible.

Cómo Aumentar Los Resultados Del Ayuno Intermitente

¿Está listo para probar el ayuno intermitente? Ya sea que lo esté haciendo para perder peso o para otros beneficios, es seguro que trate de maximizar sus resultados.

Afortunadamente, hay algunas cosas que puede hacer para obtener el mayor beneficio posible de su régimen de alimentación. Aquí, echamos un vistazo a algunas cosas que puede intentar para acelerar su pérdida de peso.

Ejercicio y ayuno intermitente

Hay algunas investigaciones que demuestran que si entrena mientras ayuna, hay beneficios adicionales. Hay un impacto en su metabolismo y bioquímica muscular. Esto está relacionado con su sensibilidad a la insulina y su nivel de azúcares en la sangre. Si hace ejercicio mientras ayuna, su glucógeno (o carbohidratos almacenados) se agotan. Esto significa que quemarás más grasa.

Para obtener el mejor resultado, coma proteínas después de su entrenamiento. Esto desarrollará y mantendrá sus músculos. También promoverá una mejor recuperación. También debe seguir el entrenamiento de fuerza con carbohidratos dentro de media hora de su entrenamiento.

Es aconsejable comer alimentos cerca de cualquier sesión de ejercicio moderna o de alta intensidad. También debe beber mucha más agua para mantenerse bien hidratado. Mantener el nivel de electrolitos es importante. El agua de coco puede ser útil para esto.

Puede sentirse un poco mareado o mareado si hace ejercicio mientras ayuna. Si experimenta esto, tome un pequeño descanso. Es muy importante entender tu cuerpo. Si está haciendo un ayuno más largo, es posible que sea mejor hacer ejercicios suaves como Pilates, yoga o caminar. Te ayudarán a quemar grasa sin hacerte sentir mal.

Elegir el régimen adecuado para usted

Para maximizar los resultados de su ayuno intermitente, deberá elegir el régimen correcto. Como has visto, hay varios tipos diferentes de dieta de ayuno intermitente. No todos son adecuados para todos. Necesita encontrar uno que funcione bien para su estilo de vida y que le facilite la vida.

Cuando elige el régimen correcto, lo mantendrá a largo plazo. Entonces, aquí hay algunas preguntas que debe hacerse para ayudarlo a elegir sabiamente.

¿Ya está comiendo saludablemente?

El ayuno es más difícil si actualmente está comiendo una dieta estadounidense estándar. Esto es porque tiene un alto contenido de carbohidratos, está lleno de azúcares y es muy adictivo. Si saltas directamente al ayuno extremo, experimentarás síntomas de abstinencia del azúcar. Esto hace que sea difícil cumplir con su nueva dieta.

Si generalmente consume alimentos procesados, intente comenzar con una breca de ayuno corta. Mientras tanto, desintoxica del azúcar y comienza a comer de manera más limpia. Deje de comer bocadillos e introduzca alimentos integrales en su dieta. Luego puede aumentar la ventana de ayuno si es necesario. Por otro lado, si ya come saludablemente, puede comenzar con una ventana rápida más larga.

¿Se puede ir por largos períodos sin comer?

Algunas personas pueden controlar el ayuno durante todo un día. Otros solo pueden manejar unas pocas horas. Es posible que necesite experimentar. Concéntrate en la forma en que el ayuno te hace sentir. Si tiene dificultades para ayunar durante largos períodos, elija un método como 5: 2 o 16: 8. Si le resulta fácil, puede optar por un ayuno de 36 horas de inmediato.

¿Cómo se ve tu horario?

Es más fácil ayunar si estás ocupado y distraído de pensar en comida. Si ayunas en el trabajo o mientras trabajas en algo, probablemente te sientas menos hambriento. Si hace ejercicio, puede terminar su ventana de ayuno inmediatamente después de hacer ejercicio.

Si responde estas preguntas, estará en la mejor posición para elegir el régimen adecuado para su vida y preferencias. Esto le dará la mejor oportunidad de éxito.

Agregando en Keto

Algunos expertos dicen que si combina el ayuno intermitente con la dieta ceto, perderá más peso. Entonces, ¿qué implica esto?

La dieta cetogénica (o cetogénica) es una forma específica de comer en la que la mayoría de las calorías provienen de grasas saludables. Las calorías restantes se derivan de las proteínas. Muy pocos, si alguno, carbohidratos se consumen en esta dieta.

Esta dieta baja en carbohidratos y alta en grasas alienta a su cuerpo a quemar grasa, no azúcares, para producir energía. Si su cuerpo carece de suficientes carbohidratos para llevar a cabo las actividades cotidianas, el hígado descompone la grasa. Produce cetonas y luego se utilizan como combustible para la energía. El proceso se conoce como cetosis. De ahí el nombre de "ceto".

El ayuno intermitente, las dsinietas ceto tienen una serie de beneficios. Pueden aumentar la pérdida de peso, reducir el nivel de azúcares en la sangre y mejorar la función cerebral. Muchas personas dicen que ayuda a reducir problemas como la diabetes y la obesidad.

Si combina la dieta ceto con IF, aumenta la cantidad de tiempo que está en cetosis. Esto podría hacerte sentir más enérgico, menos hambriento y acelerar tu pérdida de peso.

Ahora es tiempo de pasa a conocer lo que nos ofrece la dieta Keto, siga leyendo!

Introducción a la Dieta Keto

Probablemente seas un "veterano" de varias dietas. No puedo decir que te culpo porque no estás solo. De hecho, millones de personas prueban una dieta tras otra solo para terminar en el mismo lugar. En realidad, muchos de nosotros seguimos una dieta tras otra y nos volvemos más y más pesados cada vez que lo intentamos.

Ya es bastante malo que muchas de estas dietas no puedan mantener el peso, pero una vez que abandonas la dieta, ganas más libras. Es una situación muy frustrante y mucha gente básicamente ha pensado que, fuera de la cirugía, perder peso de manera sostenible es prácticamente un sueño.

Eres afortunado. Resulta, según una búsqueda bastante reciente, que la grasa realmente ha tenido una mala reputación. Según estos análisis recientes, el verdadero culpable de la explosión de la cintura de la personas no es otro que el azúcar. Lo has escuchado bien.

La vieja idea de comer muchas frutas, alimentos con almidón y vegetales, realmente te está enfermando. Conduce a la inflamación; aumenta las posibilidades de desarrollar ciertos tipos de cáncer; e inflama tanto el sistema que puede poner a las personas en riesgo de enfermedades cardiovasculares.

Al comer con huevos, aguacates y otros alimentos con alto contenido de grasas y carbohidratos, puedes vivir de manera más saludable y perder peso de manera sostenible. La clave es lograr la cetosis. No te asustes del término. Tú cuerpo puede tomar solo dos formas de energía. O usa el azúcar en el torrente sanguíneo o absorbe grasa en forma de compuestos químicos producidos por el hígado llamados cetonas.

Cuando las personas alcanzan la cetosis, no solo pierden peso, sino que obtienen una buena explosión de energía; piensan más claramente; mejoran su piel y una larga lista de enormes beneficios para la salud. Si estás buscando una excelente manera de adoptar la dieta ceto y recalibrar tu metabolismo para una pérdida de peso sostenible, siga leyendo el libro.

En este sección, te guiaré a través de los conceptos básicos de una dieta ceto para maximizar tus posibilidades de éxito. Por favor, comprende que este libro es un marco. En otras palabras, no voy a hacer que te quedes con un sistema rígido como un libro de dietas típico.

Este escrito es un marco. Básicamente trabajas con tu dieta existente y cambias gradualmente a una dieta cetogénica y te quedas allí.

De esta manera, experimenta menos resistencia interna psicológica a tu cambio de estilo de vida. Esto es menos un libro de dieta, ya que es un libro de modificación de estilo de vida.

No te equivoques, si no quieres que las libras suban y no quieres que se queden, debes cambiar tu estilo de vida. Deja de seguir una dieta tras otra. En cambio, cambia tu actitud sobre ciertos alimentos y cambia tu estilo de vida. Se puede hacer.

¿Cómo Funciona Normalmente La Pérdida De Peso?

¿Qué pasa si te digo que la pérdida de peso es bastante sencilla? Tal vez pienses que me he vuelto loco. Si eres como la mayoría de las personas que han estado luchando con su peso, "simple" no es la primera palabra que se te ocurre cuando se te pide que describas la dieta.

Es fácil sentirse frustrado por la pérdida de peso. A mucha gente le cuesta mucho perder peso. Sin embargo, cuando miras el metabolismo humano con una gran imagen tuya, en realidad es bastante sencillo.

De hecho, se puede reducir a una fórmula matemática simple: calorías entrantes, calorías salientes. Cuando intentas perder peso, realmente solo tienes 3 opciones. Puede parecer que hay toneladas de opciones y sistemas de pérdida de peso, pero en realidad todo se reduce a estos 3 métodos. Todo lo demás es una variación de estos 3 métodos o categorías.

Categoría # 1: Coma Menos Calorías, Pero Queme La Misma Cantidad De Energía.

En cualquier día, ya estás quemando calorías. ¡Así es! Simplemente leyendo este libro, estás quemando calorías. De hecho, cuando te despiertas y respiras y digieres alimentos durante todo el día, así como bombeas sangre, estás quemando calorías.

La conclusión es que si tu cuerpo hace algo, requiere energía. En otras palabras, estás quemando calorías. Esto se llama tasa pasiva de quema de calorías. Si tuvieras que comer menos calorías que la cantidad de energía que tu cuerpo necesita para funcionar todos los días, tu cuerpo se ve obligado a mirar su energía almacenada.

En otras palabras, comienza a comer su grasa y, finalmente, sus tejidos musculares. Así es como funciona. Tu cuerpo tiene que obtener suficiente energía de alguna manera para poder hacer lo que necesita hacer día a día. Cuando hay un déficit entre la cantidad de calorías que consumes y la cantidad de energía que quemas, tu cuerpo comienza a quemar grasas.

Antes de que te des cuenta, comienzas a pesar menos y comienzas a verte cada vez mejor.

Categoría # 2: Coma La Misma Cantidad De Calorías, Pero Queme Energía A Un Ritmo Mayor.

También puedes optar por voltear el guion. Cuando las personas deciden ir al gimnasio o comenzar a hacer ejercicios físicos a diario, esto es lo que están haciendo. Comen la misma cantidad de comida, pero aumentan sus actividades físicas.

Por favor, comprende que no tiene que exagerar. No tienes que hacer algo dramático en términos de tus niveles de esfuerzo físico. Simplemente caminando alrededor de la cuadra o caminando una distancia más larga desde el estacionamiento hasta tu oficina o escuela, puede quemar más energía.

Nuevamente, el mismo proceso tiene lugar. Cuando comes la misma cantidad de calorías pero tu cuerpo quema más energía, comenzará a buscar otras fuentes de energía. Comienza a quemar grasa y luego, eventualmente, comienza a quemar músculo. El resultado final es el mismo. Empiezas a perder peso.

Categoría # 3: Aumentar La Pérdida De Peso Por Ambos Extremos.

Esto es obvio. Ya que sabes que puedes perder peso simplemente comiendo menos calorías mientras quemas la misma cantidad de energía o puedes comer la misma cantidad de calorías mientras quemas más energía, ¿por qué no hacer ambas cosas? Esa es la tercera opción. De nuevo, se explica por sí mismo. Así es como normalmente funciona la pérdida de peso.

En términos de una vista general, así es como normalmente funciona la pérdida de peso. Se trata de calorías adentro, calorías afuera. Tan simple como esto, las personas tienen dificultades para hacerlo debido a las "dietas estándar".

Ahora, comprende que gracias a la moderna tecnología alimentaria y los sistemas de transporte, la dieta estándar no surgió en los confines de los Estados Unidos. Si eres de cualquier parte del mundo, es probable que hayas adoptado la dieta estadounidense estándar y te estás haciendo más y más gordo.

La Dieta Estándar

La dieta "estadounidense estándar" parece bastante inocua a primera vista. Quiero decir, ¿quién tiene un problema con comer una cierta cantidad de proteínas y una cierta cantidad de carbohidratos en forma de frutas y verduras y granos y una pequeña cantidad de grasa, si es que lo hace?

Probablemente se haya perforado en tu cabeza durante varios años que esta es la forma saludable de hacerlo. Nadie puede realmente culparte por pensar lo contrario. Pero, ¿qué pasaría si te dijera que la dieta estadounidense estándar, con un fuerte enfoque en las proteínas y los carbohidratos, realmente te está enfermando y engordando?

Los Carbohidratos Y El Problema Con La Insulina.

Siempre que tengas más de 12 a 20 gramos de carbohidratos en tu dieta, la insulina será un problema. Normalmente, la insulina es algo bueno. La insulina, después de todo, es la hormona que desbloquea las células de tu cuerpo para que entre el azúcar en el torrente sanguíneo. Una vez que tus células absorben el azúcar, lo convierten en energía.

Bueno, aquí está el problema con la insulina. Tiene un lado oscuro. Cuando la insulina está en tu sistema, tu cuerpo usa azúcar en la sangre como combustible. Esto significa que no estás quemando grasa. De hecho, la insulina tiene el efecto de bloquear las células de grasa, por lo que no sale nada de esa energía.

Tu cuerpo está bloqueado del uso de grasa como energía. Esa "llanta de repuesto" con la que está caminando permanecerá contigo hasta que, reduzcas la insulina y tu cuerpo comience a quemar grasa como combustible. Es así de simple.

El problema es que la dieta "estadounidense estándar" tiene tantos carbohidratos que las personas comienzan a sufrir los excesos de insulina. No solo tienen picos en los niveles de insulina que los hace sentir hambre durante todo el día, sino que una dieta alta en carbohidratos también inflama tu sistema.

La Verdad Sobre La Pérdida De Grasa.

Si quieres quemar grasa abdominal o simplemente quieres perder mucho peso, debes concentrarte en controlar tus niveles de insulina. No hay nada más simple que eso. Cuando la insulina está en la ecuación, va a bloquear las células grasas y tu cuerpo no va a quemar grasa para obtener energía. No hay posibilidad de que haga eso.

La Alternativa Keto

Afortunadamente, existe una alternativa al uso de azúcar en la sangre para la energía celular. Puedes usar grasa. Ahora esto va en contra de toda la orientación sobre salud que probablemente hayas escuchado a lo largo de los años. Recuerdo, desde que era un niño escuchaba una y otra vez, que la grasa es mala y la grasa saturada es mala para ti. Eso es todo lo que escuché.

Las autoridades sanitarias y las juntas decían que debería cargarme de puré de papas, arroz, verduras, frutas, etc. Resulta que es al revés.

La verdadera emergencia de salud en todo el mundo es la alta cantidad de azúcar (léase: carbohidratos) en nuestras dietas. Es el azúcar es lo que nos está enfermando.

Es el azúcar lo que nos está inflamando. Es el azúcar lo que nos está posicionando para desarrollar ciertos tipos de cáncer más adelante.

La Alternativa De Cetosis

Si tu cuerpo no usa azúcar para obtener energía, su única otra alternativa es usar grasa. Tu hígado metaboliza la grasa en forma de cetonas. Estos compuestos bioquímicos son absorbidos por tus células y transformados en energía.

Cetosis Explicada

La cetosis se refiere al proceso bioquímico que atraviesa tu cuerpo cuando comienzas a quemar grasa para obtener energía. Normalmente, tu cuerpo quema azúcar en el torrente sanguíneo, así como el azúcar almacenado en el hígado y los músculos. Lo peor viene a lo peor, tu cuerpo convertiría las proteínas en azúcar por cortesía de tu hígado.

Cuando quemas grasas para obtener energía, tu páncreas no libera insulina ya que no hay azúcar involucrado. Esto significa que te sientes más lleno por más tiempo. Ya no estás comiendo durante todo el día como lo harías si estuvieras en una dieta estándar rica en carbohidratos.

La razón por la cual mucha gente aumenta de peso es porque no pueden dejar de comer durante todo el día. Esto es debido al hecho de que su insulina alcanza su punto máximo y se bloquea varias veces durante el día. Estos picos y accidentes provocan que tu cerebro sienta hambre. Tu cuerpo comienza a enviar señales de hambre y no puedes evitar comer.

Obviamente, cuantas más calorías comas y menos calorías quemes o si quemas las calorías al mismo ritmo que lo haces normalmente, terminas almacenando ese exceso de calorías en grasa. Dejas ir todo eso cuando cambias. Tu cuerpo quema grasa en lugar de azúcar, por lo que se siente lleno durante un período de tiempo más largo.

¡No, No Vas A Morir Con Cetosis!

Una de las ideas erróneas más comunes sobre una dieta ceto es que terminas contaminando la sangre con cuerpos cetónicos hasta el punto de morir. Esto es un mito, por lo general, las personas que desarrollan esta afección llamada cetoacidosis son personas que no pueden producir insulina de forma natural.

En otras palabras, las personas más propensas a la queotacidosis son diabéticos tipo 1. Hay muchas posibilidades de que no seas un diabético tipo 1. La mayoría de las personas no lo son. Es por eso que no debe preocuparse por desarrollar cetoacidosis porque en algún nivel, tu cuerpo todavía produce insulina. Realmente no puede eliminar completamente la insulina.

Ten En Cuenta Esto Antes De Empezar Con Keto

Si deseas que tu dieta ceto sea un éxito, debes comprender lo que voy a compartir contigo. Si descuidas este capítulo, es probable que no vaya a seguir la dieta ceto por mucho tiempo. Hay una alta probabilidad de que probablemente veas tu dieta ceto como otra cosa que has probado para que puedas perder peso.

En otras palabras, es solo otra dieta para ti. La última vez que lo revisé, esa es una estrategia perdedora. Mantén una mente abierta y concéntrate en lo siguiente.

Cambia Tu Estilo De Vida En Lugar De
Seguir Otra Dieta

No mires la dieta ceto como una opción más de dieta. Sé que usé el término "dieta cetogénica", pero si lo miras detenidamente, en realidad es algo más grande que una simple decisión de cambiar de una clase de alimentos a otra.

En realidad es un cambio de estilo de vida. Vas a cambiar tus papilas gustativas. Anteriormente, es posible que no tenga mucha preferencia por los *alimentos grasos*. Pero una vez que haces este cambio, se vuelve más difícil volver a cambiar. Tu perspectiva ha cambiado.

Piensa A Largo Plazo

La dieta ceto es en realidad una estrategia a largo plazo. No es algo que intentes porque tienes que perder peso para tu reunión de secundaria. No es algo en lo que te subas porque solo quieres perder peso en una fecha determinada.

Es un programa a largo plazo porque reprograma tus papilas gustativas y, en última instancia, *cambia tu relación con la comida y tu actitud hacia la comida*. Si piensa en este sentido, tus posibilidades de tener éxito con la dieta cetogénica aumentan enormemente.

Muchas personas pasan por este proceso donde siguen una dieta y pierden peso. Luego ganan peso y pesan más después de unos meses. Luego siguen una dieta, luego siguen otra dieta y repiten el proceso una y otra vez.

Una vez que pasas el tiempo suficiente, terminan con sobrepeso masivo. No acumularon los kilos de más porque querían hacerlo. Pero ahí es donde terminan. Esto se debe a que no piensan a largo plazo. No piensan en términos de cambio de estilo de vida. En cambio, ven un programa de pérdida de peso como simplemente otra dieta.

Cree Que El Estilo De Vida Keto Funciona

Ni siquiera puedo comenzar a decirte cuántas veces he aconsejado a las personas sobre la pérdida de peso y después de asentir con la cabeza durante lo que parecieron horas, me apartan y me preguntan: "Honestamente, ¿crees que va a funcionar para mí?

Esto refleja la relación de amor / odio que muchas personas tienen con los programas de pérdida de peso. Al final del día, creen que no les va a funcionar. No es sorprendente que con esta mentalidad, las personas solo puedan perder peso inicialmente en el mejor de los casos.

Eso es lo mejor que podían hacer porque, en última instancia, su falta de confianza y creencia en el sistema corroe su resolución. Finalmente, creen que el sistema realmente no funciona y están de vuelta a donde comenzaron. Es triste y totalmente innecesario.

Si vas a adoptar la dieta ceto, debes creer que este estilo de vida funciona. Tienes que creer que esto funciona. Mira los testimonios. Mira personas que perdieron una enorme cantidad de peso con este sistema. Cree que funciona.

De lo contrario, tu falta de creencia y confianza va a erosionar tus esfuerzos para implementarlo. Eventualmente, disminuirás la velocidad y las libras volverán rápidamente. ¿La peor parte? Te lo hiciste a ti mismo.

Cree Que Tú Puedes Hacerlo

Una cosa es creer que el estilo de vida keto funciona para otras personas. Otra cosa es creer que funciona para ti. Si deseas que la dieta ceto realmente entregue sus beneficios, cree que puedes hacerlo. Cree que cuando lo hagas, te beneficiarás.

Realmente no tiene sentido pensar que algo funciona para otras personas. ¿Y qué? Estamos hablando de ti. Por lo tanto, asegúrate de creer que esto puede funcionar para ti. La buena noticia es que si otras personas pueden hacerlo, ¿por qué tú no?

¿No tienes menos derecho a perder todo ese peso? ¿No puedes beneficiarte de la misma manera que otras personas? No pienses, por cualquier razón, que eres único y especial y que no puedes perder peso a través de sistemas que benefician a otras personas. Cree que puedes hacer que funcione.

El resultado final: si otras personas pueden hacerlo, tú también puedes hacerlo. Como dice el viejo refrán, la prueba está en el budín. Si otras personas pueden hacerlo, ¿por qué tú no? Todos estos testimonios de ceto, así como las imágenes personales de "antes y después" que ves en Internet relacionadas con la dieta ceto, son absolutamente ciertas.

Trabajan para las personas. Keto estaba trabajando ayer, está funcionando hoy, seguirá funcionando en el futuro. Ahora la pregunta es si vas a ver lo que le pasó a esas personas y aceptar que también te puede pasar a ti.

Si tienes dificultades para creer que puedes lograr lo que otras personas han logrado con la dieta ceto, solo tiene que admitir que te estás dando excusas para no intentarlo. Esa es la conclusión. Se te ocurre una justificación tras otra y una excusa tras otra para no intentarlo. Eso es lo que realmente está pasando.

Piensa Bien Antes De Comenzar Tu Dieta Ceto

Debes seguir todos los pasos anteriores y todo debes enfocarte. Si no entras en esto con la mentalidad correcta, es probable que termines saboteándote a ti mismo. Existe una alta probabilidad de que eventualmente tropieces, pierdas la motivación y vuelvas a tus viejos patrones de alimentación.

Entiendo que estás frustrado con tu peso. Entiendo que quieres cambiar. Pero no hay cambio posible hasta y a menos que cambies tu mentalidad. En este capítulo, expuse los cambios mentales que debes atravesar para que puedas abordar la dieta ceto con la actitud correcta.

Dieta Keto Paso Uno: Desplazar No Reemplazar

Uno de los problemas más comunes que he visto es encontrarse una y otra vez con las dietas es que usan una política de "tierra quemada". Por ejemplo, si alguien está con una dieta tradicional, básicamente reemplaza toda la carne y todos los huevos y alimentos grasos que has estado comiendo.

Tienen esta mentalidad en blanco y negro, o bien, todo o nada. Ahora puedes estar pensando que esto es algo bueno. Puedes estar pensando que esto indica compromiso y una decisión firme de hacer un cambio.

El problema es que cuando atraviesas un cambio tan abrupto, tu cuerpo comienza a retroceder. Al principio, no es tan notable. Pero eventualmente, tu mente y tu cuerpo comienzan a regresarlo a sus viejos hábitos alimenticios.

Tienes que entender que todos somos criaturas de hábitos. Nos hemos acostumbrado a ciertas cosas. Adoptamos ciertos estilos de vida porque satisfacen nuestras necesidades a un nivel muy profundo. Tu peso y tus patrones de alimentación son reflejos de tus hábitos personales.

Como probablemente ya sepas, cambiar los hábitos no es muy fácil. Definitivamente no es algo que tomes a la ligera. No es sorprendente, dado este contexto, que muchas personas que cambian abruptamente sus dietas terminan volviendo a sus viejos patrones de alimentación.

Todo ese peso que perdieron inicialmente en las primeras etapas de la dieta regresa. Peor aún, la gente se vuelve más pesada. Terminan en un lugar peor. Esto se debe al hecho de que activaron su sistema para una reacción violenta más adelante.

Solo porque no sucedió cuando cambiaste a tu nueva dieta no significa que no va a suceder. Es como atrapar el calor en un volcán. Es solo cuestión de tiempo hasta que ese volcán explote. Esto es exactamente lo que le sucede a muchas personas que cambian de un estilo de vida a otro y de una dieta a otra.

No importa si has adoptado la dieta paleo, la dieta South Beach, la dieta Atkins o cualquier otro tipo de programa de pérdida de peso. Finalmente, vuelves a tus viejos hábitos alimenticios.

La Razón Número 1 Por La Cual Las Personas No Pueden Mantener Su Nueva Dieta

¿Por qué las personas terminan donde comienzan? El problema más común con las dietas es que las personas eligen reemplazar en lugar de mezclar nuevos ingredientes. Por ejemplo, si solía comer mucho arroz, puré de papas, pan blanco, pasta y otros alimentos básicos con almidón, es probable que desees limpiar tu despensa una vez que cambie a un paleo u otra dieta alta en grasas y baja en carbohidratos.

Esta es una tendencia común con muchas personas que adoptan nuevas dietas. Simplemente quieren darle la espalda a sus viejos patrones de alimentación porque pueden ver los beneficios que aporta la nueva dieta. Han visto fotos de antes y después de personas que pierden una cantidad ridícula de peso.

Pueden ver cómo se ve la gente después de perder toda esa grasa. No pueden esperar para dejar de comer y comer comida nueva. Entiendo por qué la gente está emocionada. Yo también estaba emocionado. Pero después de verme en peor forma después de mi dieta que cuando comencé, comencé a darme cuenta de que la razón por la que sigo volviendo a donde comencé es porque se busca reemplazar todas mis elecciones de alimentos. Usé una política de "tierra quemada". Pasaría de comer frutas y verduras a comer solo *huevos, aguacates y otros alimentos grasos*. Después de todo, me he vuelto keto.

Puedes decir lo mismo para paleo y otras dietas. El problema es que esto no es sostenible. Solo pude mantener la dieta ceto cuando comiences a *desplazar alimentos*. ¿Qué significa esto? En lugar de reemplazar los elementos ricos en carbohidratos en mis planes de comidas, agregué elementos *ricos en grasas* a mi dieta.

Finalmente, comencé a perder mi gusto por los alimentos ricos en carbohidratos. Fueron desplazados por más y más artículos altos en grasa en mis planes de comidas. Añadir. No restar Desplazar. No reemplazar

Todo Está En Tu Cabeza

Recuerda, la razón por la que estás desplazando y no reemplazando y agregando en lugar de recortar grandes porciones de tu plan de comidas es porque está tratando de trabajar con tu psicología. Cuando comienzas a sacar platos de tu plan de comidas, tu mente comienza a sentirse olvidada. En el fondo, comienzas a sentir que te estás negando a ti mismo. Sientes que estás perdiendo algo.

Estoy seguro de que no necesito recordarle que uno de los impulsos humanos más poderosos es el miedo a la pérdida o quedarse atrás. Esta es la razón por la cual las personas que viven en ciertos vecindarios automáticamente sienten la necesidad de comprar el mismo auto que su vecino una vez que su vecino rueda en un nuevo auto.

He visto que esto sucede bastante. Solo se necesita un vecino para comprar un nuevo Mercedes Benz o BMW de primera línea para que otros vecindarios quieran comprar el mismo tipo de automóvil. Lo mismo se aplica a la ropa. Lo mismo se aplica a la comida y el estilo de vida.

No nos gusta quedarnos atrás. No nos gusta sentir que nos estamos negando a nosotros mismos. Este es exactamente el tipo de mentalidad que desencadena cuando eliges reemplazar ciertas opciones de alimentos de tu dieta al por mayor. ¡No lo hagas!

En cambio, sigue agregando alimentos cetogénicos a tu dieta. Eventualmente, llegarás a un punto donde tus papilas gustativas se han cambiado a una preferencia en grasas.

Ya no anhelas los dulces. Ya no sientes que no puedes pasar un día sin carbohidratos. Es entonces cuando estos artículos de carbohidratos comienzan a caer de tu plan de comidas.

Sin embargo, tiene que tener lugar gradualmente. No puedes forzarlo. Centrarse más en comidas cetogénicas a medida que te acostumbras a comer comidas ceto amigables, tus papilas gustativas comienza a cambiar. Al principio puede parecer que puede ser difícil para ti. Después de todo, ¿quién puede comer huevos día tras día? Si eres como la mayoría de los personas, probablemente no tengas muchas ganas de aguacate a diario.

Eventualmente, se convierte en una rutina para ti y comienzas a desear más elementos cetogénicos y te olvidas de tu antiguo gusto por lo dulce. Aun así, tienes que hacer esto gradualmente. No puedes conmocionar tu sistema. En el momento en que golpees tu sistema, prepárate para las peleas porque tu cuerpo seguramente luchará.

Es posible que no lo haga de inmediato, pero eventualmente te debilitará, eventualmente, obtendrá la ventaja. Antes de que te des cuenta, vuelves a comer lo que solías comer antes de adoptar tu dieta ceto.

Estrategias De Comidas Keto Que Funcionan

Como mencioné en el capítulo anterior, si no tienes la mentalidad correcta, es muy probable que falles con tu dieta ceto. Para ser justos, si no estás preparado mentalmente para tu viaje de pérdida de peso, probablemente fracasarás con la mayoría de las otras dietas. No pienses que esto se limita al ceto.

Tu falta de preparación mental puede significar que puedes tener ciertas vulnerabilidades emocionales que pueden traducirse en que abandones tu dieta cetogénica más temprano que tarde. Afortunadamente, hay ciertas estrategias que puedes usar si tienes la mentalidad correcta.

Tener la "mentalidad de pérdida de peso" correcta es esencial. No es negociable. No hay forma de evitarlo. Es por eso que sugiero que antes de continuar, revise el Capítulo 5 a fondo.

Dicho esto, aquí hay algunas estrategias claves que te ayudarán a hacer la transición a una dieta cetogénica y a seguirla.

La Transición A Keto Es Realmente Fácil.

Cuando comienzas cualquier tipo de dieta, estarás entusiasmado. Te entusiasmaría comenzar porque sabes que beneficia a mucha gente. Has visto los resultados que otras personas obtuvieron, por lo que no puedes esperar para probarlo por ti mismo.

Comenzar no es el problema. Emocionarse y prepararse son fantástico. El problema es apegarse a eso. Es por eso que necesitas la mentalidad correcta y las estrategias correctas del plan de comidas. Por favor, enfóquese en lo siguiente.

Concéntrese En Alimentos Grasos Que Se Adapten A Su Gusto

Uno de los alimentos ricos en grasas más recomendados para las personas que comienzan con ceto es el aguacate. Bueno, es fácil ver por qué el aguacate es un "sospechoso habitual". Tiene un alto contenido de fibra y está cargado de grasa. ¿Quién no lo podría amar?

El problema es que si no tienes un gusto particular por el aguacate, puede parecer que estás mordisqueando un pedazo de cera. Toma un tiempo acostumbrarse.

La mayoría de las personas generalmente mezclan aguacate con otra cosa. O lo convierten en guacamole y lo disfrutan con platos mexicanos, o lo convierten en una especie de helado. Ahora, sabes que con una dieta cetogénica, no puedes disfrutar de un helado regular. Este bocadillo está cargado de azúcar y leche, que tiene lactosa. Entonces, estás atrapado con un aguacate simple.

Hay una solución a esto. Concéntrate en los alimentos grasos que ya tienen el perfil de sabor que prefieres. En otras palabras, quédate con lo que sabes. Si ya prefieres ciertos alimentos como las cortezas de cerdo u otros bocadillos aceitosos y salados, sigue con ellos. Este no es momento para adquirir nuevos gustos.

Recuerda, como mencioné en el Capítulo 5, el secreto para hacer la transición al ceto y seguir con éxito durante un período prolongado de tiempo es el desplazamiento, no el reemplazo.

Cuando intentas descubrir un nuevo sabor o reajustar tus papilas gustativas para acomodar nuevos gustos, lo estás reemplazando. No te engañes pensando que estás desplazando tu antiguo plan de comidas. Tarde o temprano, algo se soltará y volverás a tus viejos hábitos alimenticios. El mejor enfoque es enfocarse en alimentos grasos que ya se ajustan a tu gusto.

La buena noticia es que ya tenemos muchos de estos. Muchas personas que no están en una dieta ceto piensan que estos son "placeres culposos". Piensan que solo deben comer estos platos o bocadillos de vez en cuando. Bueno, cuando cambias a una dieta ceto, tu deseo se cumple: puedes comer esos alimentos casi todos los días. ¿No son buenas noticias?

Planifica Para Estar Más Lleno Por Un Período De Tiempo Más Largo

Cuando comas algo durante el día, come estratégicamente. Pregúntate: "Cuando coma este tipo de alimentos, ¿me va a llenar por un período de tiempo más largo?"

Si no sabes a qué me refiero, piensa en los momentos en que solía comer manzanas como bocadillos. Claro, las manzanas son refrigerios ligeros, están llenas de vitaminas, pero más pronto que tarde, volverás a tener hambre. Esto se debe al hecho de que las manzanas tienen azúcar.

Ahora, si reemplaza las manzanas con barras de chocolate o barras de caramelo o galletas, se aplica lo mismo, pero en una escala peor. Te encuentras comiendo bocadillos durante todo el día debido a la montaña rusa de azúcar en la sangre.

Una vez que cambies a un sistema ceto, debes ser estratégico sobre lo que comes. Cuando desplazas esa manzana con, digamos, una cucharadita de queso crema, te siente más lleno por más tiempo porque el aceite en tu sistema es procesado por tu cuerpo de manera diferente. Tu cuerpo envía diferentes señales de hambre a tu cerebro y viceversa cuando come alimentos grasos.

Por eso es crucial que seas lo más estratégico posible en tus bocadillos. En lugar de agarrar cualquier cosa para "picar", come nueces de macadamia. Esas cosas están cargadas de aceite y tu cuerpo definitivamente puede decirlo. Te sientes más lleno por un período de tiempo más largo.

Cortar Todos Los Refrescos

Por "todos", me refiero a todos. Mucha gente piensa: "Bueno, puedo seguir una dieta cetogénica y eliminar los refrescos regulares y aferrarme a las bebidas dietéticas". Estos son refrescos que se anuncian como cero calorías.

Bueno, antes que nada, no son cero calorías. Según las pautas de etiquetado de los EE. UU., Contienen pocas calorías suficientes para que puedan transmitirse como "bebidas sin calorías". Pero no son cero calorías.

Además, estudios recientes han demostrado que las personas que beben refrescos de dieta en realidad tienen una esperanza de vida más corta. Lo sé, es impactante. Definitivamente me sorprendió. De hecho, me quedé tan aturdido que boté todos mis refrescos.

No importa si son refrescos regulares cargados de azúcar, o jarabe de maíz con alto contenido de fructosa y otra basura desagradable, o si son de la variedad baja en calorías, estoy completamente fuera de ellos. Y te sugiero que hagas lo mismo.

Entiendo que si bebes mucho refresco, va a ser muy difícil dejarlos. Créeme, puedo empatizar. Me tomó algunos falsos comienzos para finalmente bajar del tren de refrescos. Es por eso que es una buena idea seguir uno de los principios que he expuesto anteriormente: desplazar, no reemplazar.

De acuerdo con este consejo, eventualmente, eliminé todos los refrescos. La clave aquí es "eventualmente". Esto significa que tienes que comenzar hoy. No tienes que ser audaz. No tienes que ser dramático. No estás tratando de impresionar a nadie, no estás tratando de ser un héroe, pero tienes que comenzar hoy y reducir gradualmente.

Si lo haces gradualmente, en realidad es mucho más fácil de lo que te gustaría darte cuenta. Pero si tuviera que ir de golpe, sería un problema debido a la dinámica que describí anteriormente en este libro. Tu cuerpo peleará. Tu cuerpo está acostumbrado a hacer las cosas de cierta manera. Tu cuerpo se ha acostumbrado a ciertos patrones, y créeme, va a retroceder.

Tarde o temprano, te encontrarás haciendo las mismas cosas que antes. Antes de que te des cuenta, estarás comiendo las mismas cosas que antes. Entonces, no hagas las cosas de esa manera. No hay necesidad de algún tipo de cambio en blanco y negro. De nuevo, no estás tratando de impresionar a nadie. No estás tratando de montar un espectáculo. En cambio, desea adoptar algo que dure mucho tiempo.

Corte Los Bocadillos A Base De Granos

Déjame ser completamente honesto contigo. Una de las mayores molestias con la adopción de una dieta ceto involucra los bocadillos. Muchos de los bocadillos disponibles están basados en granos. No importa lo que te guste. Tal vez te gusten las papas fritas, los copos de maíz, los bocadillos hinchados, los pasteles de arroz, una y mil cosas más.

Cuando miras la lista común de artículos de bocadillos en todos los lugares, tienen un denominador común, en su mayor parte. Por supuesto, estoy hablando de granos.

No importa si ese grano es arroz o maíz, o si involucra un vegetal con almidón como la papa. Todos están cargados de almidón. Todos están fuera de tu alcance si cambias a una dieta ceto. Es por eso que es una buena idea reducir los refrigerios a base de granos a medida que los desplaces con nueces grasas como las nueces o la macadamia.

Los cacahuetes están fuera de los límites. Los cacahuetes no te llevarán a dónde quieres llegar en lo que respecta a tu dieta ceto. Apégate a las "bombas" altas en grasa como la macadamia y las nueces.

Esto es un poco complicado porque, normalmente, las nueces de macadamia y las nueces a menudo se empaquetan con chocolate o algo dulce. Tendrás que hacer el ajuste a estas nueces en su forma pura. La buena noticia es que probablemente ya las haya probado, si has comido macadamia y nueces como parte de algún tipo de paquete de nueces mixtas. Sigue haciéndolo.

Corta Lentamente Los Bocadillos A Base De Leche

La leche es un tema muy delicado para mucha gente. Muchas personas que se cambian a ceto pueden hacerlo fácilmente sin refrescos. Muchos pueden hacer la transición a un sistema de refrigerios sin granos con muy poca resistencia. El problema es que, una vez que intentan eliminar la leche y los productos lácteos, es cuando se ponen un poco ansiosos.

Es por eso que sugiero que reduzca lentamente. Con el tiempo, no estoy hablando de un sistema de abstinencia rápido, sino que poco a poco cortes los bocadillos a base de leche y las comidas. Realmente todo se reduce a seguir el ritmo de tus gustos cambiantes. Esto definitivamente no es algo que puedas apresurar.

Ten en cuenta las estrategias del plan de comidas anteriores. Asegúrate de probarlos todos. Si estás teniendo un momento difícil con uno, sigue adelante. De nuevo, no hay necesidad de ser un héroe. No hay necesidad de dar un salto gigante. No estás tratando de demostrarle nada a nadie.

Lo importante aquí es que puedas mantenerte en los cambios que ha realizado. Un poco de cambio incremental puede ser muy útil. Algunas personas se ajustan muy rápido. Otros necesitan un poco más de tiempo. Simplemente averigua cuál es y cumple con el plan de acción.

Eventualmente, tu cuerpo se acostumbrará. Eventualmente, tus papilas gustativas se adaptarán.

Relajarse Con Los Carbohidratos

En este punto, ya te has acostumbrado a comer alimentos ceto. Nuevamente, estamos desplazando, no reemplazando. El enfoque aquí, en este punto, es resaltar los elementos ceto en tus comidas.

Piénsalo de esta manera. Estás en un gran espacio, está oscuro, y luego hay un foco de atención. Hay varios artículos de comida en el medio del espacio. En lugar de poner el foco en todos los artículos alimenticios, que brillen solo en los artículos ceto.

Ahora, esto significa que no está eliminando todos los otros alimentos en tu plan de comidas. Solo está enfatizando, en lo que respecta a tu atención y tu paladar, los artículos ceto amigables.

Así es como te preparas para el proceso de reducción de escala. De lo contrario, es fácil retroceder. He visto que esto sucede. He aconsejado a muchas personas que pasaron de la dieta "estadounidense estándar" a una dieta ceto, y este es el muro que siguen golpeando. No pueden dejar de lado los otros alimentos porque se centran en todos los elementos de sus planes de comidas.

Tienes que empezar a esperar los artículos keto. Tienes que comenzar a celebrar sus perfiles de sabor. Emociónate más con estos alimentos que con la dieta.

Este es un cambio clave en tu mentalidad porque muchas personas que están entusiasmadas con la dieta ceto están entusiasmadas con la pérdida de peso.

Seamos completamente honestos aquí. Realmente no les importa el sabor. Muchos realmente tienen dudas, pero están entusiasmados por finalmente deshacerse de esa desagradable "llanta" que han estado cargando en su sección media desde lo que parece una eternidad.

Créeme, entiendo de dónde vienen estas personas. Pero hasta y a menos que se entusiasmen con la comida en sí, en lugar de la dieta o lo que podría obtener de la dieta, tendrá un momento difícil.

Claro, puedes perder bastante peso. Puede parecer, al menos desde afuera, que lo estás haciendo bien. Pero eventualmente, serás golpeado y perderás. Es solo cuestión de tiempo hasta que vuelvas a tus viejos patrones de alimentación porque te concentra en todos los elementos de tu plan de comidas.

Desafortunadamente, no todos son ceto amigables. Es por eso que es realmente importante acostumbrarse a comer alimentos ceto y resaltarlos o concentrarse más en ellos cuando comes.

Cuando esté esperando tu próxima comida, entusiasme con los alimentos ceto. Haz esto durante varios días, semanas, y entonces estará listo para el proceso de reducción de escala.

Reduce Drásticamente Tu Consumo De Carbohidratos

Por favor, comprende que nuestro objetivo aquí es desencadenar la cetosis usando la dieta. Esto implica una fase de transición. Pero eventualmente, debes ser completamente cetogénico.

En otras palabras, en un determinado momento, debes cambiar a utilizar la grasa como tu principal fuente de energía en lugar de azúcar. Este es el punto donde las cosas se vuelven reales con la dieta ceto.

Todos los capítulos anteriores por los que te he guiado te preparan para este punto en el tiempo. Esto solo puede suceder cuando comienzas a reducir drásticamente tu consumo de carbohidratos.

¿Cómo? Como mencioné en un capítulo anterior, si la insulina está en la ecuación, no estás quemando grasa como combustible. Es realmente así de simple.

Si comes más de 12 a 25 gramos de carbohidratos todos los días, tu cuerpo producirá insulina y la mayoría de las veces quemará azúcar durante todo el día para obtener energía.

En este momento, tendrás que reducir drásticamente tu consumo de carbohidratos para que puedas llegar a estar por debajo del umbral máximo de consumo de carbohidratos diario de 12 a 25 gramos.

Afortunadamente, hay dos alimentos maravillosos en los que puede confiar para llegar allí.

Los Huevos

No sé sobre ti, pero siempre he tenido un gusto para los huevos. Son compactos, son bastante sencillos, definitivamente son fáciles de preparar y están cargados de nutrición.

Los huevos están llenos de todo tipo de vitaminas y nutrientes, y realmente no contienen muchas calorías por gramo.

¿Sabías que Weight Watchers ya no dan puntos por los huevos? Si no conoces el sistema Weight Watcher, es cuando comes ciertos alimentos, se le otorgan puntos. Y solo puedes comer tanta comida hasta que alcances un cierto umbral.

Si superas ese umbral máximo, aumentarás de peso. Si comes debajo, pierdes peso.

Durante mucho tiempo, Weight Watchers estaba dando puntos a los huevos. Bueno, han borrado esos puntos. Ahora, básicamente puedes comer bastantes huevos.

Esto está en consonancia con la investigación reciente que muestra que los huevos no son malos para ti. Durante mucho tiempo, los huevos fueron demonizados como "bombas" de colesterol.

Bueno, después de décadas de investigación, resulta que es el azúcar lo que nos está enfermando y engordando. No los huevos Y definitivamente no es grasa dietética. Interesante cómo cambian las cosas, ¿verdad?

Por eso es una buena idea comer huevos. Tal vez te guste hervir, tal vez te guste el lado soleado, no importa. Come huevos. Esta es una gran comida keto. Uno o dos huevos deberían estar bien. Te llenan y te hacen sentir más lleno durante un período de tiempo más largo.

Aguacate

Como mencioné anteriormente, el aguacate no es exactamente un "sabor predeterminado" para la mayoría de las personas. No es como si te despertaras un día y solo dijeras: "No puedo esperar para disfrutar de un aguacate simple". Eso rara vez sucede.

O comes aguacate en forma de helado, o lo conviertes en guacamole. Pero como una fruta en sí misma, agregada a una ensalada de verduras, eso requiere algo de trabajo. Definitivamente toma algo de tiempo acostumbrarse.

Pero si realmente deseas llevar tu dieta ceto al siguiente nivel y reducir drásticamente su consumo de carbohidratos, come aguacate. Está cargado de grasa, pero también tiene fibra dietética y está cargado de vitaminas. Es realmente bueno para ti.

Y en realidad es fácil acostumbrarse porque es muy versátil. Puedes mezclarlo con todo tipo de verduras. Puedes mezclarlo con huevo. Es algo bueno.

Coliflor

Incluyo la coliflor aquí sabiendo muy bien que tiene carbohidratos. Por eso es una buena idea usar cantidades moderadas de coliflor. Tal vez puedas prepararlo una vez cada dos días, o un poco más frecuentemente.

Incluyo la coliflor aquí porque muchos de los "veteranos" de la dieta "estadounidense estándar" estamos acostumbrados a comer una cantidad significativa de carbohidratos todos los días. En mi caso, solía comer mucho arroz.

La coliflor me salvó la vida en lo que respecta a mi dieta ceto. ¿Por qué? En lugar de comer arroz integral, arroz rojo o arroz blanco al vapor, preparo coliflor "arroz". Simplemente lo mueles y luego lo fríes.

Puede convertirlo en "arroz frito" o puede servirlo frito o salteado. Tiene aproximadamente la misma consistencia que el arroz, pero está cargado de proteínas en lugar de carbohidratos.

Por supuesto, solo debes comer una cantidad moderada de proteína al día. No puede exagerar con proteínas porque, como he mencionado anteriormente en este libro, tu hígado en realidad convierte las proteínas en azúcar. Esto se llama glucogénesis.

No deseas que esto suceda porque deseas minimizar la cantidad de azúcar, independientemente de su origen, en tu sistema para que la cetosis haga maravillas.

Acelera Los Resultados De Tu Dieta Keto

No te voy a mentir. Cambiar a una nueva dieta puede ser muy desafiante. Definitivamente tomará un poco de esfuerzo. Definitivamente requiere mucho enfoque y fuerza de voluntad. Y si desea seguir una dieta y mantener los kilos de forma indefinida, tendrás que concentrarte en la consistencia.

Afortunadamente, hay ciertos ajustes que te permitirán convertir tu dieta cetogénica en un estilo de vida. Este es realmente el secreto de cualquier tipo de programa de pérdida de peso. Si considera la dieta como un medio para perder algunas libras aquí y allá, entonces es probable que recupere esas libras. Es solo cuestión de tiempo.

Por otro lado, si consideras tu sistema de pérdida de peso como una puerta de entrada o un punto de transición hacia un estilo de vida diferente, entonces el peso probablemente se mantendrá. Así es como funciona.

Ten en cuenta los siguientes ajustes. No espero que domines todo esto la primera vez que los pruebes. Por lo general, lleva un tiempo acostumbrarse a ellos, pero eventualmente, se convertirán en una segunda naturaleza para ti siempre que les des suficiente atención e importancia.

Come Solo Cuando Tengas Hambre

Ni siquiera puedo comenzar a decirte cuántas personas comen por obligación. Sé que eso suena loco. Definitivamente suena ridículo, pero es verdad. Lo sé porque me pasó a mí. Esta era mi práctica habitual. Miraba mi reloj o mi teléfono móvil y me daba cuenta de que era una hora determinada. Ahí es cuando sé que es hora de comer.

Entonces, independientemente de si tengo hambre o de cuán ocupado estoy, simplemente me siento y disfruto mi comida. Ese es un problema serio. Porque si no tienes hambre, no tienes que ingerir esas calorías. Puedes perderte en tu trabajo o concentrarte en lo que estás haciendo independientemente del tiempo.

No importa cuál sea tu horario, si no tienes hambre, no tienes que comer. Este es un hábito difícil de romper. Mucho de esto tiene que ver con nuestra educación. Nuestros padres, nos sentaban en ciertos momentos fijos. En mi hogar, se esperaba que comiéramos de 6 a 7:30 a.m., y luego de 11 a 12:30 p.m. Nuestra última comida juntos sería de 6 a 8:00 p.m., dependiendo de los horarios de las personas. Pero esos son los rangos de tiempo.

Cuando has estado haciendo eso durante muchos años, es difícil liberarse. Es difícil probar algo nuevo. Es como si tu reloj biológico hubiera evolucionado esencialmente en torno a esos horarios.

Pero realmente no hay una regla escrita en piedra, que dicta que debes comer por obligación debido al tiempo. Si deseas convertir tu dieta cetogénica en un estilo de vida que puedas seguir de por vida, come solo cuando tenga hambre. Esta es la cosa más poderosa que puedes hacer.

Estás comiendo para vivir. No estás viviendo para comer. Sé que suena como un cliché (y lo es), pero también es cierto. No estás comiendo por obligación. No estás comiendo por costumbre o tradición. No estás comiendo porque "eso es lo que hago". No. Estás comiendo porque quieres. Y solo deberías querer comer porque tienes hambre.

Bebe Primero Cuando Tengas Hambre

Es muy fácil simplemente ir a un autoservicio o al restaurante más cercano o incluso a una tienda de comestibles de la esquina y comprar algo de comida preparada cuando sientes hambre. Después de todo, tienes hambre. Estás haciendo algo para aliviar el hambre lo antes posible. Lo entiendo. Eso es lo que hace la mayoría de la gente.

El problema es que el hambre que sientes puede no durar mucho tiempo. Esos "dolores" de hambre pueden ser temporales. Por eso te sugiero que bebas primero cuando tengas hambre. Te sorprendería la rapidez con que se disipa tu hambre.

El secreto aquí es beber primero. Ahora no te vuelvas loco. No hay necesidad de ir por la borda. No tienes que sacar un litro de agua, una jarra o galones y comenzar a beber. No. Solo una taza pequeña sería suficiente. Y luego tomar otro vaso.

Otro truco es tomar primero agua tibia. Si puedes conseguirlo, bebe un poco de agua caliente. Te sorprendería saber cuánto de tus "dolores" de hambre en realidad es solo tu cuerpo buscando rehidratarse.

Siga este plan: bebe primero cuando tenga "dolores" de hambre, bebe agua tibia primero y luego bebe más agua fría. Si eso no funciona, entonces decide comer.

Comer Despacio

Una vez que haya decidido comer, no te apresure en el proceso. Lo sé, es más fácil decirlo que hacerlo. Si eres como la mayoría de personas, sientes que realmente no tienes mucho tiempo. De hecho, si eres como la mayoría de las personas, pensarías que el tiempo es un lujo. Créeme, entiendo de dónde vienes y te entiendo totalmente.

Pero aquí está la cosa. Si acabas de comer rápidamente, tu mente no va a registrar la saciedad por completo. Todavía estará en parte hambrienta. Entonces, ¿qué crees que pasa después? Así es. Comes aún más calorías hasta que finalmente estás saciado. Por lo general, en ese contexto, tu cuerpo solo se siente lleno cuando tu estómago se ha expandido lo suficiente.

Como te puedes imaginar, esta no es una receta para perder peso. Terminas comiendo demasiado. Por eso es una buena idea comer despacio. Estás comiendo tus comidas ceto. Eso es genial. Pero come despacio.

Esto significa que puedes disfrutar más de tu comida. También le da tiempo a tu cerebro para sincronizarse y alinearse con tu cuerpo. Porque cuando comes, en realidad estás liberando compuestos químicos a través de tu cuerpo. Está enviando todo tipo de señales. Existe esta interacción entre tu cerebro y el resto de tu cuerpo, particularmente tu tracto digestivo.

Si te apresuras a través de tus comidas, este delicado equilibrio de señales que se conectan entre sí y reaccionan entre sí no se desarrolla por completo. Entonces, terminas sobrecargando tu sistema con calorías.

Comer despacio. No hay prisa. Disfruta cada bocado. Celebra tu comida. Nuevamente, come para vivir. No vivas para comer.

Mire Cada Una De Sus Comidas Como
Algún Tipo De Evento

Cuando eliges comer despacio, tu mente se ha abierto a la posibilidad de ver la comida como una especie de celebración. No es solo el combustible genérico que simplemente cargas para que puedas hacer cosas más importantes durante el día.

Desafortunadamente, así es como la mayoría de la gente ve la comida. La comida es un fin en sí mismo. Es algo para celebrar. Es parte de lo que hace que la vida sea especial. Necesitas reducir la velocidad y comer más despacio para que realmente puedas saborear tu comida.

Una vez que hayas comenzado a hacer eso, eventualmente, podrá ver tus comidas como algún tipo de evento. Es algo que esperar con ansias. Es algo así como tu fiesta del día.

Comer Más Atentamente

No solo debes comer despacio, sino que también debes ser lo más consciente posible del proceso de alimentación. Saborea cada bocado. Ten en cuenta los sabores que pasan por tu boca. Comprende como experimentar tus preferencias alimentarias de una manera más directa.

Personas diferentes tienen gustos diferentes. Diferentes personas tienen diferentes preferencias. Cuando comes más conscientemente, las comidas dicen algo sobre ti. Dicen algo sobre tu preferencia. Dicen algo sobre las texturas que te gustan. Son parte de un evento. Estás conectado a todo el proceso de alimentación.

Cuando comas, elige comer. En otras palabras, concentra tu atención en lo que estás haciendo. No sorprende que muchas personas que realizan múltiples tareas mientras comen tienden a comer demasiado. También tienden a comer con más frecuencia. ¿Cómo? No están ahí. Su atención está en otro lado.

Tal vez estés en el correo electrónico que estas monitoreando o tal vez estés en las actualizaciones de las redes sociales o tal vez sea trabajo. Tal vez estás hablando con otras personas. Cualquiera sea el caso, no estás permitiendo que el proceso de alimentación se realice solo.

Tienes que entender que, al igual que dormir, comer es una gran parte de ti. Todas las personas tienen que comer. No importa de qué rincón del planeta venga, no importa cuál sea su origen específico, debes comer si eres miembro de la especie humana.

Realmente es una tragedia que pases por tus comidas como si fuera una idea de último momento. Tienes que incluir tanto significado como lo harías con el sueño.

Un tercio de tu vida lo pasas durmiendo. Bueno, una parte importante también se gasta comiendo. ¿No sería genial si fuera más consciente y apreciara ese porcentaje de tu precioso tiempo que pasa comiendo?

La buena noticia es que esto valdrá la pena cuando se trata de perder peso. Podrá mantener el peso bajo porque no tienes que comer tanto. Y también, cuando comes alimentos ceto, los disfrutas mejor y te hacen sentir más lleno durante un período de tiempo más largo.

Vamos Al Siguiente Nivel Con Estos Cambios

Antes de este punto, todos los consejos, trucos y ajustes que he compartido contigo pueden ayudarte a maximizar los efectos de la cetosis. Te ayudarán a cambiar el guion de usar el azúcar en la sangre como tu principal fuente de energía para quemar grasa.

Probablemente ya haya perdido bastantes libras antes de este punto. Hasta aquí todo bien. Pero es tiempo de llevar las cosas al siguiente nivel, concéntrate en las siguientes modificaciones.

Por favor, comprende que estas modificaciones no son fáciles. Es una buena idea dominar todos los capítulos anteriores primero. Asegurarlos, conocerlos e incorporarlos a tu estilo de vida.

Una vez que las cosas se hayan vuelto "fáciles" y te haya acostumbrado totalmente a las modificaciones anteriores, ahora es el momento de subir de nivel.

Comienza A Regularizar Tus Comidas

Debes comenzar a darte ciertas reglas con respecto a tus comidas. Si notas que hay un cierto patrón para tus ciclos de hambre, escríbelos. Intenta regularizarlos.

La clave aquí es llegar a un acuerdo contigo mismo. Si no comes dentro de estos horarios fijos en los que normalmente tienes hambre, decide no comer hasta el próximo período.

Este es un gran obstáculo para mucha gente. Pero una vez que superas esta pendiente, la grasa, en serio, simplemente se derrite. Es increíble porque reduce bastante tu consumo de calorías.

Y la mejor parte es que una vez que te acostumbras a esto, ni siquiera te pierdes esas calorías. Esto se debe a que decidiste conocer íntimamente tus patrones de hambre y tu calendario interno corporal.

Esto requiere bastante conocimiento de ti mismo. Esto definitivamente requiere bastante tiempo y esfuerzo. Porque muchas personas con horarios cambiantes están muy distraídas. Resulta que sus cuerpos en realidad tienen ciclos de hambre bastante fijos, pero no lo sabrían porque están enfocados en sus otros horarios.

Están enfocados en su horario de trabajo. Están enfocados en ir y venir de su hogar. Pero una vez que se concentra en sus ciclos de hambre y los regularizan en términos de sus comidas, progresa bastante.

Porque eventualmente, podrías saltarte las comidas si no tienes hambre en un período de tiempo específico. Y luego podría esperar hasta que tengas hambre nuevamente para el próximo período. Además, tu mente se acostumbra y puedes cumplir con tus horarios de comida.

Eliminar O Reducir En Gran Medida Los Bocadillos

Antes de este punto, todavía puedes comer bocadillos. Pero eventualmente, una vez que hayas regularizado tus comidas, tus ciclos de hambre se vuelven más controlados y fijos, puedes comenzar a eliminar los refrigerios.

Ahora, por favor, comprende que esto no va a suceder de la noche a la mañana. Probablemente los has estado comiendo toda tu vida. Bienvenido al club. Así es la mayoría de las personas. Eso está perfectamente bien. Pero una vez que tengas un buen control sobre tu horario de hambre, puedes lograr un progreso sorprendente en reducir o eliminar los refrigerios.

Sé que ahora parece un sueño imposible. Parece casi imposible. Pero te sorprenderías de lo que eres capaz si te lo propones. Comienza con una reducción gradual. No tiene que ser grande. No tienes que ser un héroe. No estás buscando algún tipo de gran salto adelante. Solo quieres hacer un pequeño cambio.

Te sorprendería de lo rápido que puede hacer esto porque has tomado los pasos iniciales correctos, que son regularizar tus comidas.

Reducir A Una O Dos Comidas Al Día

Tengo que admitir que si te dijera esto por adelantado, probablemente te retrasará. Probablemente estarías pensando: "No, está loco. Esto no va a suceder. Como regularmente, como tres comidas al día, con algunos bocadillos en el medio". Créeme, entiendo de dónde vienes porque esa era mi mentalidad.

Pero una vez que pude regularizar mis comidas y pude practicar todo lo demás en este libro antes de este punto, esta fue la conclusión final. Aquí es donde te diriges. Porque si hiciste todo lo que te dije correctamente, aquí es donde estarás. Podrá reducir a una o dos comidas al día.

Obviamente, vas a reducir a dos. Luego, una vez que sea fácil y predecible, reduzca a uno.

Ahora, ¿por qué es esto un gran problema? Incluso si consumes alimentos en esa comida al día, aun así eliminas una gran cantidad de calorías de tu dieta. Si también adoptas algún tipo de programa de ejercicio modesto, esto puede ser de gran ayuda para quemar la grasa.

Ejercicio moderado, no estoy hablando de que corras un maratón. No hay necesidad de hacer eso. No tienes que convertirte en una especie de triatleta o imaginarte como una especie de ironman o ironwoman. No es necesario ser un héroe, una vez más.

Simplemente puedes caminar alrededor de la cuadra o puedes andar en bicicleta. No importa. Cualquier tipo de ejercicio moderado es suficiente para inclinar la balanza, especialmente cuando has reducido todo a una o dos comidas al día.

Reducir A Una Comida Al Día

En esta sección, quiero dejar en claro que no se trata de ir a una comida de vez en cuando.

No se trata de bajar a una comida al día, tres veces a la semana. En cambio, se trata de reducir a una comida al día como regla de hierro.

Ahora, esto puede parecer un poco difícil. Y es así para mucha gente. Pero si seguiste todos los pasos anteriores, es más fácil llegar a este punto de lo que te imaginas.

Has sentado las bases, por lo que hacer la transición no es realmente tan abrupto y tan difícil como crees. Lo importante aquí es que cuando decides comer solo una vez al día, tiene que ser un compromiso. El trato es este: eliges comer solo dentro de un período de tiempo determinado. Esto se llama ayuno intermitente junto con una dieta ceto.

Cuando haces este trato contigo mismo, esto significa que si pasas la ventana, te saltearás la comida. Esperas hasta el día siguiente.

Puede parecer duro, pero cuando comencé esto, me sorprendió lo fácil que era porque pasaba todo un día olvidando que en realidad no comí nada durante todo el día. Así de natural se sintió una vez que llegaste a ese punto.

Ese es el secreto del ayuno intermitente. Es un compromiso comer dentro de un cierto período de tiempo.

Debes estar en la misma página con tu médico de atención primaria. Cualquier consejo que te dé aquí debe ser revisado y aprobado por tu médico. Si participa en algún tipo de ayuno, asegúrate de hablar primero con tu médico. Aun así, cuando adoptas el ayuno intermitente, realmente aumenta tu pérdida de peso y exagera los efectos de la dieta ceto.

Adopta Una Técnica De Ayuno Diario

Esto realmente está llevando las cosas al siguiente nivel. Con una técnica de ayuno día a día, básicamente estás comiendo dentro de un período de tiempo determinado un día, y luego evitas completamente cualquier comida al día siguiente, y luego vuelves a comer.

Ahora, mucha gente nunca llega a este punto. Esto es puramente opcional. Pero si realmente quiere subir de nivel, este es definitivamente un buen candidato.

Algunas personas incluso llevan las cosas a otro nivel. Pasarían dos días en ayunas, y luego tres días comiendo, y luego regresarían a dos días en ayunas. Eso puede ser demasiado extremo, pero definitivamente es una opción que debes explorar una vez que puedas realizar todos los demás pasos descritos anteriormente.

Entrenamiento Deportivo Y Dieta Cetogénica

El ejercicio regular es una excelente manera de mejorar su salud y bienestar, y una dieta cetogénica es una excelente manera de perder peso y puede traer otros beneficios para la salud. La pregunta es ¿qué sucede cuando combinas Keto y ejercicio? ¿La dieta cetogénica afecta el rendimiento del ejercicio? ¿Y el ejercicio hará imposible evitar los carbohidratos?

Hacer ejercicio y seguir una dieta cetogénica puede ser perfectamente compatible, pero es importante darse cuenta de que, dado que está alimentando su cuerpo de una manera completamente diferente, también responderá de manera diferente.

Al llevar una dieta cetogénica, estamos cambiando la forma en que obtenemos energía. Pero cuando hacemos ejercicio, tener acceso a la energía es fundamental para mantener el rendimiento y el ejercicio cetogénico afectará esto. Comprender esto es clave para saber cómo llevar una dieta cetogénica y hacer ejercicio de manera efectiva al mismo tiempo.

En este capítulo le mostraremos un guía de ejercicio cetogénico, profundizaremos para ver qué impacto tiene una dieta cetogénica en su cuerpo y cómo eso puede cambiar la forma en que hace ejercicio y, especialmente, cómo se llena de energía en preparación o después de hacer ejercicio.

Cómo funciona tu cuerpo cuando haces ejercicio

Su cuerpo es una máquina extremadamente compleja y adaptable, capaz de manejar una gran variedad de situaciones y tensiones. Desde sentarse en el sofá viendo la televisión, hasta (con un poco de entrenamiento) escalar el monte Everest. Nuestros cuerpos deben ser realmente flexibles en la forma en que obtienen energía de manera eficiente para funcionar en todos los escenarios.

Lo hemos logrado al no depender solo de una fuente de energía para trabajar. En cambio, nuestros cuerpos utilizan una serie de 'vías metabólicas' para proporcionar energía, generalmente utilizando la mejor para el trabajo. Algunas de las formas clave en que accedemos a la energía son las siguientes:

Cetosis

La cetosis es el proceso por el cual las grasas dentro del cuerpo se oxidan y se descomponen en una serie de compuestos que incluyen cetonas, que luego se utilizan para obtener energía. Esta es una parte de la vía metabólica "aeróbica" (aero significa oxígeno, que es necesario).

Generalmente se considera que una persona está en cetosis una vez que las cetonas son la principal fuente de combustible que se utiliza sobre otras fuentes. Este es un proceso que aprovecha las enormes reservas de energía de la grasa en la persona típica, pero generalmente no es capaz de producir grandes cantidades de energía en un momento dado. Por esta razón, la cetosis por sí sola no es una fuente de combustible ideal para períodos cortos de actividad intensa.

Glucólisis

Este es el proceso que utiliza la glucosa como principal fuente de combustible para el cuerpo. Para la mayoría de las personas que siguen una dieta occidental, así es como alimenta su día. La glucólisis utiliza rápidamente el glucógeno almacenado directamente en los músculos o en el hígado para proporcionar energía.

Este proceso impulsa el ejercicio de intensidad moderadamente alta, aunque para series de ejercicio muy cortas e intensas de menos de 10 segundos (p. Ej., Sprints de 100 m) se requieren fuentes alternativas. Nuestros cuerpos solo almacenan un suministro limitado de glucógeno, lo que significa que durante períodos más largos de ejercicio, como carreras de larga distancia, esta fuente de energía puede agotarse (es por eso que ve a los corredores de maratón comiendo geles y bocadillos azucarados en carreras largas)

Sistema de fosfágeno

Para sesiones de ejercicio cortas y extremadamente intensas, como carreras rápidas y levantamiento de pesas pesadas; ni la cetosis ni la glucólisis pueden proporcionar la energía necesaria lo suficientemente rápido para ser útiles. En este caso, el cuerpo utiliza el "sistema de fosfágeno", también llamado sistema ATP-CP. Utiliza fosfato de creatina almacenado en los músculos esqueléticos para proporcionar energía rápidamente en forma de ATP (trifosfato de adenosina).

Los otros dos procesos en última instancia también producen este ATP, pero con más pasos en el proceso no pueden proporcionar energía tan rápidamente. Sin embargo, nuestros cuerpos solo almacenan una cantidad muy limitada de fosfato de creatina, lo que limita la duración de esta actividad de muy alta intensidad.

¿Cómo afecta Keto al rendimiento del ejercicio?

Una vez que limitamos nuestra ingesta de carbohidratos, nuestro cuerpo agota rápidamente las reservas de glucógeno restantes que tiene, hasta que la cetosis pueda proporcionar suficiente energía para compensar. Esta transición a menudo resulta en un punto en el que nos hemos quedado sin glucógeno, pero aún no estamos produciendo suficiente energía a partir de la grasa, por lo que muchos informan sentirse cansados y agotados en los primeros días de una dieta cetogénica.

Al hacer ejercicio sin estas reservas de glucógeno, nuestros músculos descubren que después de los primeros 10 segundos más o menos (donde estaban siendo alimentados por fosfato de creatina), su fuente de energía desaparece, lo que reduce el rendimiento. Es solo después de uno o dos minutos que la oxidación de las grasas y la cetosis aumentan y son capaces de suministrar suficiente energía para el ejercicio de intensidad moderada a través de cetonas.

Esta brecha en el suministro de energía puede tener un efecto perjudicial para una serie de deportes y actividades si no se gestiona. Las actividades como el levantamiento de pesas, las carreras de corta distancia, el entrenamiento en intervalos de alta intensidad y muchos deportes de equipo como el fútbol y el rugby pueden sufrir debido a su necesidad de movimientos intensos y relativamente cortos.

Los tiempos exactos para estas diversas transiciones entre las fuentes de energía variarán mucho entre las personas, algunas pueden correr a toda velocidad durante más de 20 segundos y otras pueden aprovechar sus reservas de grasa mucho más rápido o en niveles más altos de intensidad.

Saber cómo estas fuentes de combustible afectan los diferentes tipos de actividad es importante para que pueda planificar cómo adaptar sus hábitos alimenticios a su elección de deporte o ejercicio. ¡Lo que comes tendrá un gran impacto en tu desempeño!

Cómo comer ceto para hacer ejercicio

Obtener el combustible correcto para su entrenamiento es fundamental para el éxito. Como se mencionó, hay tres fuentes principales de combustible, grasa, glucosa y creatina. Pero otro requisito clave para un ejercicio óptimo es asegurarse de no perder el músculo que tenemos actualmente. Siga leyendo para saber cómo ajustar sus macros para el ejercicio:

Proteína para dieta cetogénica

La pérdida de masa muscular puede ser una preocupación real para las personas que se someten a cualquier tipo de dieta, y es por esta razón que la proteína suele ser la primera de las macros a considerar al calcular la proporción de lo que debe comer. Puede alimentar su entrenamiento con grasas o carbohidratos, pero necesita proteínas para reconstruir y mantener sus músculos. Por eso es fundamental incluir suficientes proteínas en su dieta si planea hacer ejercicio con regularidad.

¿Cuánto es suficiente? Bueno, el consejo predominante sobre el tema es que para los atletas o aquellos que hacen ejercicio con regularidad, el objetivo es consumir entre 1,4 y 2 g de proteína por kilogramo, o entre 0,6 y 0,9 gramos por libra de peso corporal.

¿Dónde deberías estar en esa escala? Bueno, eso depende del tipo de ejercicio que hagas y de si tu objetivo es perder peso o ganar músculo.

Si está haciendo cardio ligero con regularidad y busca perder peso pero no perder músculo, es posible que desee estar alrededor de la marca de 1,4 g por kg (0,6 por libra).

Si eres un levantador de pesas serio que busca ganar mucha masa, necesitarás estar en el extremo superior del rango, o incluso más alto para el culturismo.

Una preocupación a tener en cuenta al analizar el consumo de proteínas en una dieta cetogénica es que es posible convertir las proteínas en glucosa.

Esto puede ocurrir si ingiere grandes cantidades de proteína en un corto espacio de tiempo y se denomina "gluconeogénesis". Si hace ejercicio con regularidad, este exceso de proteína puede ser algo bueno, ya que si se convierte en proteína, puede ayudar a alimentar sus entrenamientos.

El problema a tener en cuenta es que demasiada glucosa sacará a su cuerpo de la cetosis. Por lo tanto, si está tratando de perder peso, es importante tener en cuenta su ingesta de proteínas, ya que esto podría ralentizar la quema de grasa. Trate de distribuir su ingesta de proteínas a lo largo del día para evitar picos, mientras consume un poco más inmediatamente después de cualquier entrenamiento para reducir la pérdida de masa muscular.

¿Cuáles son algunos alimentos buenos para la proteína en una dieta cetogénica?

- Carnes como carne de res, pollo y cerdo alimentados con pasto

- Huevos y lácteos ricos en grasas

- Pescados y mariscos

- Polvos de proteína bajos en carbohidratos (los que realmente no contienen carbohidratos pueden ser difíciles de encontrar)

Alimentos que se deben evitar

Los carbohidratos generalmente se ven como el villano en una dieta ceto, todo ese azúcar y esos picos de insulina. Pero si hace ejercicio con regularidad, limitar la ingesta de carbohidratos a la recomendación cetogénica general de 20-35 g por día puede ponerlo en desventaja.

Si es muy activo, es muy probable que pueda aumentar la ingesta de carbohidratos por encima de este rango básico sin afectar significativamente su estado de cetosis. Si su actividad necesita alta intensidad, como fútbol, rugby o carreras de corta distancia, es probable que aumentar la ingesta de carbohidratos lo ayude en estas actividades.

Sin embargo, la clave para aumentar la ingesta de carbohidratos es administrar el momento en que los consume. Hay dos enfoques generales adoptados para consumir más carbohidratos sin interrumpir la cetosis.

La dieta cetogénica dirigida

Como su nombre lo indica, este enfoque implica apuntar cuándo ingieres carbohidratos a tus horarios de entrenamiento. Intente consumir de 25 a 50 g de carbohidratos fáciles de digerir inmediatamente antes de hacer ejercicio, unos 30 minutos antes de lo ideal. Esto debería dar el impulso de energía necesario para el ejercicio, al hacer uso inmediato de la glucosa a medida que ingresa al torrente sanguíneo.

La esperanza es que para cuando termine de hacer ejercicio, sus músculos hayan agotado toda la glucosa que consumió de antemano. Lo que significa que una vez que termine de ejercitarse, su cuerpo puede continuar directamente hacia la cetosis.

Esto puede ser adecuado para una persona típica que hace ejercicio con ceto, pero para los atletas de élite y aquellos que realizan entrenamientos extensos de alta intensidad se necesita un enfoque alternativo.

La dieta cetogénica cíclica

Este enfoque consiste en 5 o 6 días de ceto estricto, con una ingesta muy baja de carbohidratos, con 1 o 2 días de realimentación de carbohidratos, alternando entre los dos. Esto repone las reservas de glucógeno en el tejido del cuerpo, en lugar de solo en el torrente sanguíneo. Este glucógeno luego debe usarse para ejercicio de alta intensidad, agotando las reservas antes de la próxima realimentación. Este enfoque permite días de entrenamiento de alto rendimiento alimentado con carbohidratos, junto con días de cetosis para controlar el peso, lo que lo convierte en un enfoque ideal para ganar músculo sin ganar grasa.

Estos dos enfoques están realmente destinados a aquellos que hacen muchos entrenamientos de alta intensidad. Si prefiere hacer un entrenamiento de resistencia, como trotar o andar en bicicleta, que es de menor intensidad, entonces no debería tener que preocuparse por consumir carbohidratos en sus entrenamientos o días de realimentación. Para este tipo de ejercicio, las grasas serán su principal fuente de combustible.

Grasas saludables

Como sabemos, la grasa es el principal macronutriente que se consume en una dieta cetogénica. La gran mayoría de sus calorías provendrá de las grasas, por lo que si está entrenando con un objetivo en particular en mente, por ejemplo: aumento de peso / músculo o pérdida de peso, entonces vale la pena estar al tanto de su consumo de grasas.

Existe la idea errónea de que con una dieta cetogénica puedes comer toda la grasa que quieras y no aumentar de peso. Desafortunadamente, eso no es estrictamente cierto, si ingieres 5000 calorías de grasa al día, ¡parte de ellas se mantendrán!

Con su ingesta de proteínas calculada, ahora es importante que alrededor del 70% de sus calorías diarias provengan de las grasas. Esto supone una dieta de mantenimiento que no aumenta ni pierde peso.

Adaptación de macros para objetivos:

Juntando los elementos anteriores, podemos construir algunos enfoques para macros dependiendo de ciertos objetivos:

Para perder grasa con ejercicio

Reduzca su consumo de grasas, mientras mantiene una ingesta de proteínas de alrededor de 0,6 gramos por libra de peso corporal magro. Reduzca progresivamente su ingesta de grasas hasta que alcance un déficit máximo de 500 calorías de su ingesta de mantenimiento. Si tiene un sobrepeso especial, aumente aún más el déficit

Mantenga la ingesta de carbohidratos lo más baja posible, consumiendo solo alrededor del ejercicio si es necesario. Para ganar músculo y mejorar el rendimiento.

Aumente el consumo de grasas con un excedente de 250 a 500 calorías. Aumente la ingesta de proteínas a 1 g por libra de peso corporal. Utilice el enfoque de dieta cetogénica cíclica o dirigida para impulsar sus entrenamientos o hacer ejercicio para obtener el máximo rendimiento.

Para deportes y entrenamiento de resistencia. Siga la guía para la ingesta de grasas como el 70% de las macros. Trate de consumir hasta 1 g de proteína por libra de peso corporal

Aumente progresivamente la ingesta de carbohidratos por encima de la recomendación de 35 g, dependiendo de su nivel de actividad, hasta que el rendimiento sea comparable a los niveles pre-ceto.

Considere el uso de suplementos adicionales con cetonas exógenas o aceites MCT para alimentar sus entrenamientos si todavía tiene dificultades para igualar los niveles de energía anteriores durante el ejercicio.

Cardio en una dieta cetogénica

Keto cardio, parte de la guía de ejercicios cetogénicos para cetosis y cardio, ejecutando ceto

El cardio y la dieta cetogénica van de la mano maravillosamente. Con la menor intensidad de trote o ejercicios similares siendo ideal para maximizar el uso de grasa como principal fuente de energía. La clave del cardio es conseguir que tu frecuencia cardíaca alcance la velocidad correcta, ni demasiado rápido ni demasiado lento, para maximizar la quema de grasa.

A intensidades moderadas, una dieta cetogénica posiblemente puede mejorar su rendimiento de resistencia para episodios más largos de cardio. Su cuerpo puede hacer uso de todas las reservas de grasa presentes en lugar de aprovechar el glucógeno limitado, ¡lo que le brinda PODER ILIMITADO! Ok, no ilimitado, pero entiendes el punto. Su cuerpo tiene decenas de miles de calorías de grasa almacenadas frente a un máximo de dos miles de glucosa.

Este estudio de corredores de élite encontró que para los atletas que estaban adaptados a la grasa, sus cuerpos usaban hasta 2.3 veces más grasa que sus contrapartes con alto contenido de carbohidratos cuando corrían. Si corres distancias muy largas, como maratones, esto podría marcar una gran diferencia en tus niveles de energía durante la carrera.

Para un uso óptimo de las reservas de grasa, debes ejercitarte con intensidad moderada. Esto generalmente se describe como alrededor del 50 al 70% o su frecuencia cardíaca máxima.

La convención para estimar tu máximo es restar tu edad de 220. Por ejemplo, tengo 30 años, por lo tanto mi frecuencia cardíaca máxima debería ser 220 - 30 = 190 latidos por minuto (lpm). Desde aquí puedo calcular mi 50% y 70% zona objetivo:

- 50% del máximo = 190 x 0,50 = 95 lpm

- 70% del máximo = 190 x 0,70 = 133 lpm

Si recién está comenzando con una dieta cetogénica, es posible que tenga dificultades para llegar al extremo superior de este rango. Es probable que esto se deba a que su cuerpo aún no está completamente adaptado a la dieta cetogénica y, por lo tanto, no puede acceder a sus reservas de grasa lo suficientemente rápido. Comience en el extremo inferior del 50% y continúe desde allí.

La intensidad moderada generalmente cubre trotar, nadar, andar en bicicleta y algo de entrenamiento en circuito. Si está haciendo un entrenamiento de intervalos particularmente intenso como parte de su rutina de cardio, es posible que desee apuntar a un poco de consumo de carbohidratos antes de esto.

Si necesita y desea un mayor rendimiento al hacer cardio, especialmente si todavía está en transición a un estado cetogénico, es posible que desee considerar suplementos cetogénicos adicionales como el aceite MCT o las cetonas exógenas antes de hacer ejercicio que pueden cargar grasas en el torrente sanguíneo listo para uso inmediato.

Levantamiento de pesas keto

Existe la idea errónea de que una dieta cetogénica y el levantamiento de pesas / aumento de la fuerza no son compatibles. La realidad es que ciertamente puedes ganar fuerza y músculo mientras comes ceto, solo necesitas ser inteligente sobre el tipo de ejercicios que haces y la forma en que los alimentas.

Como se mencionó anteriormente, sin glucosa almacenada como glucógeno en las células musculares, sus músculos lucharán con cualquier actividad de alta intensidad que dure un poco más de 10 segundos. Esto puede significar que mucha fuerza y rutinas de desarrollo muscular pueden volverse más difíciles debido a esta lucha por el tipo correcto de energía.

Por esta razón, queremos enfocarnos en el sistema de fosfágeno que usa creatina como energía para alimentar sesiones de ejercicio muy cortas e intensas (menos de 10 segundos cada una) .Para el levantamiento de pesas, esto sugiere usar un número muy bajo de repeticiones en sus entrenamientos, con mayor descanso en Entre. Lo ideal sería 5 series de 5 repeticiones o menos, y puede funcionar muy bien para ganar fuerza y músculo.

Si debe hacer entrenamientos de peso más largos, con más repeticiones y pesos más bajos, entonces es posible que desee hacer uso de un enfoque de dieta cíclica o dirigida para asegurarse de tener suficiente combustible para su entrenamiento con carbohidratos adicionales.

Los carbohidratos son lo que se llama "anti-catabólicos", lo que significa que pueden reducir la degradación muscular. Pero esto no es lo mismo que desarrollar nuevos músculos. Es por eso que obtener la ingesta adecuada de proteínas debe ser su primera prioridad si usa pesas con una dieta cetogénica.

Keto y ejercicio: ¡un buen ajuste!

Si se hace correctamente, una dieta cetogénica puede ser adecuada para muchas actividades. Es importante destacar que una dieta cetogénica puede ayudar a perder el exceso de grasa y mejorar la salud general, lo que en sí mismo debería ayudar con el rendimiento en muchos deportes y ejercicios. Es solo con la actividad de alta intensidad y para los atletas de élite que una dieta cetogénica puede necesitar ser alterada significativamente para ser adecuada.

Es bien sabido que el ejercicio regular es brillante para la salud en general y, por lo tanto, es importante no permitir que un enfoque subóptimo de la dieta se interponga en este ejercicio.

Deberá hacer cambios y adaptarse para encontrar la forma correcta de ceto para su nivel de actividad. Centrarse en los macronutrientes y en el orden correcto puede evitar caídas importantes en el rendimiento. Como se discutió, comience asegurándose de que está ingiriendo la cantidad correcta de proteínas, luego asegúrese de tener suficientes grasas para impulsar su objetivo, luego finalmente revise su ingesta de carbohidratos y considere cómo podría apuntar a sus carbohidratos para dar el mejor impulso a su ejercicio.

Si actualmente no hace ejercicio y sigue una dieta cetogénica, comience poco a poco a medida que su cuerpo se adapte a los requisitos energéticos del ejercicio. Esto es especialmente importante si también es nuevo en la dieta cetogénica, no intente hacer demasiado a la vez. Con el tiempo, acumule una combinación de entrenamiento con pesas y cardio, con el objetivo de hacer ejercicio de 3 a 5 veces por semana. En combinación con una dieta cetogénica, el ejercicio traerá una amplia gama de beneficios complementarios para la salud y mejorará el bienestar general.

Plan de Alimentación de 7 días

La investigación ha demostrado que la adopción de esta dieta baja en carbohidratos y alta en grasas puede promover la pérdida de grasa e incluso mejorar ciertas afecciones, como la diabetes tipo 2 y el deterioro cognitivo (1Fuente confiable, 2Fuente confiable).

Este capítulo explica qué comer y evitar mientras sigue una dieta cetogénica y proporciona un plan de alimentación cetogénica de una semana para comenzar.

Un repaso a los conceptos básicos de la dieta cetogénica

La dieta ceto, por regla general, es muy baja en carbohidratos, alta en grasas y moderada en proteínas.

Cuando se sigue una dieta cetogénica, los carbohidratos generalmente se reducen a 20 a 50 gramos por día, aunque existen versiones más flexibles de la dieta (3Fuente confiable).

Las grasas deben reemplazar la mayoría de los carbohidratos cortados y proporcionar aproximadamente el 75% de la ingesta total de calorías.

Las proteínas deberían representar alrededor del 10-30% de las necesidades energéticas, mientras que los carbohidratos suelen estar restringidos al 5%.

Esta reducción de carbohidratos obliga a su cuerpo a depender de las grasas como fuente de energía principal en lugar de la glucosa, un proceso conocido como cetosis.

Mientras está en cetosis, su cuerpo usa cetonas, moléculas producidas en el hígado a partir de grasas cuando la glucosa es limitada, como fuente de combustible alternativa.

Aunque a menudo se evita la grasa por su alto contenido calórico, la investigación muestra que las dietas cetogénicas son significativamente más efectivas para promover la pérdida de peso que las dietas bajas en grasas (4Fuente confiable).

Además, las dietas cetogénicas reducen el hambre y aumentan la saciedad, lo que puede ser particularmente útil cuando se trata de perder peso (5Fuente confiable).

Por lo tanto La dieta cetogénica se basa en una rutina muy baja en carbohidratos. Los carbohidratos generalmente se limitan a 20-50 gramos por día, reemplazados principalmente con grasas y cantidades moderadas de proteínas.

Plan de comidas de dieta cetogénica

Cambiar a una dieta cetogénica puede parecer abrumador, pero no tiene por qué ser difícil. Su enfoque debe estar en reducir los carbohidratos mientras aumenta el contenido de grasas y proteínas de las comidas y bocadillos.

Para alcanzar y permanecer en un estado de cetosis, se deben restringir los carbohidratos.

Si bien ciertas personas solo pueden lograr la cetosis al comer 20 gramos de carbohidratos por día, otras pueden tener éxito con una ingesta de carbohidratos mucho más alta.

Generalmente, cuanto menor sea la ingesta de carbohidratos, más fácil será alcanzar y permanecer en cetosis.

Es por eso que apegarse a los alimentos cetogénicos y evitar los alimentos ricos en carbohidratos es la mejor manera de perder peso con éxito con una dieta cetogénica.

Alimentos cetogénicos para comer

Al seguir una dieta cetogénica, las comidas y los bocadillos deben centrarse en los siguientes alimentos:

- Huevos enteros orgánicos hacen la mejor opción.

- Aves de corral: pollo y pavo.

- Pescado graso: salmón salvaje, arenque y caballa.

- Carne: Vacuno, venado, cerdo, vísceras y bisonte de animales alimentados con pasto.

- Lácteos enteros: yogur, mantequilla y nata.

- Queso entero: Cheddar, mozzarella, brie, queso de cabra y queso crema.

- Nueces y semillas: nueces de macadamia, almendras, nueces, semillas de calabaza, maní y semillas de lino.

- Mantequilla de nueces: Mantequillas naturales de maní, almendras y anacardos.

- Grasas saludables: aceite de coco, aceite de oliva, aceite de aguacate, mantequilla de coco y aceite de sésamo.

- Aguacates: Los aguacates enteros se pueden agregar a casi cualquier comida o refrigerio.

- Verduras sin almidón: Verduras, brócoli, tomates, champiñones y pimientos.

- Condimentos: sal, pimienta, vinagre, jugo de limón, hierbas frescas y especias.

Comidas que se deben evitar

Evite los alimentos ricos en carbohidratos mientras sigue una dieta cetogénica.

Se deben restringir los siguientes alimentos:

- Pan y productos horneados: pan blanco, pan integral, galletas saladas, galletas, rosquillas y panecillos.

- Dulces y alimentos azucarados: azúcar, helados, caramelos, sirope de arce, sirope de agave y azúcar de coco.

- Bebidas azucaradas: refrescos, jugos, tés azucarados y bebidas deportivas.

- Pasta: espaguetis y fideos.

- Granos y productos a base de cereales: trigo, arroz, avena, cereales para el desayuno y tortillas.

- Verduras con almidón: patatas, batatas, calabacín, maíz, guisantes y calabaza.

- Frijoles y legumbres: frijoles negros, garbanzos, lentejas y frijoles.

- Fruta: Cítricos, uvas, plátanos y piña.

- Salsas altas en carbohidratos: salsa barbacoa, aderezos para ensaladas azucarados y salsas para mojar.

- Ciertas bebidas alcohólicas: cerveza y bebidas azucaradas.

Aunque se deben restringir los carbohidratos, las frutas de bajo índice glucémico, como las bayas, se pueden disfrutar en cantidades limitadas siempre que mantenga un rango de macronutrientes apto para ceto.

Asegúrese de elegir fuentes de alimentos saludables y manténgase alejado de los alimentos procesados y las grasas no saludables.

Deben evitarse los siguientes elementos:

- Grasas no saludables: Margarina, manteca vegetal y aceites vegetales como aceite de canola y maíz.

- Alimentos procesados: comida rápida, alimentos envasados y carnes procesadas como perros calientes y fiambres.

- Alimentos dietéticos: alimentos que contienen colorantes artificiales, conservantes y edulcorantes como alcoholes de azúcar y aspartamo.

- Bebidas cetogénicas

- El azúcar se puede encontrar en una amplia variedad de bebidas, como jugos, refrescos, té helado y bebidas de café.

Mientras esté en una dieta cetogénica, las bebidas altas en carbohidratos deben evitarse al igual que los alimentos altos en carbohidratos.

No es poca cosa que las bebidas azucaradas también se hayan relacionado con varios problemas de salud, desde la obesidad hasta un mayor riesgo de diabetes.

Afortunadamente, hay muchas opciones sabrosas y sin azúcar para quienes siguen la dieta cetogénica.

Las opciones de bebidas aptas para ceto incluyen:

- Agua: el agua es la mejor opción para la hidratación y debe consumirse durante todo el día.

- Agua con gas: el agua con gas puede ser un excelente sustituto de la soda.

- Café sin azúcar: pruebe la crema espesa para agregar sabor a su taza de café.

- Té verde sin azúcar: el té verde es delicioso y proporciona muchos beneficios para la salud.

Si desea agregar un poco de sabor extra a su agua, intente experimentar con diferentes combinaciones de sabores aptas para ceto.

Por ejemplo, echar un poco de menta fresca y cáscara de limón en la botella de agua puede facilitar la hidratación.

Aunque se debe restringir el alcohol, disfrutar de una bebida baja en carbohidratos como vodka o tequila mezclado con agua con gas está perfectamente bien en ocasiones.

En conclusión una dieta cetogénica saludable debe girar en torno a opciones de alimentos ricos en grasas y bajos en carbohidratos y restringir los alimentos altamente procesados y las grasas no saludables. Las opciones de bebidas cetogénicas deben estar libres de azúcar. Considere el uso de agua, agua con gas o té verde y café sin azúcar.

Menú Ceto Para Una Semana

El siguiente menú proporciona menos de 50 gramos de carbohidratos totales por día. Como se mencionó anteriormente, algunas personas pueden tener que reducir aún más los carbohidratos para alcanzar la cetosis.

Este es un menú cetogénico general de una semana que puede modificarse según las necesidades dietéticas individuales.

Lunes

- Desayuno: Dos huevos fritos en mantequilla de pastos servidos con verduras salteadas.

- Almuerzo: Una hamburguesa sin pan alimentada con pasto cubierta con queso, champiñones y aguacate sobre una cama de verduras.

- Cena: Chuletas de cerdo con judías verdes salteadas en aceite de coco.

Martes

- Desayuno: Tortilla de champiñones.

- Almuerzo: Ensalada de atún con apio y tomate sobre una cama de verduras.

- Cena: Pollo asado con salsa de crema y brócoli salteado.

Miércoles

- Desayuno: Pimiento relleno de queso y huevos.

- Almuerzo: Ensalada de rúcula con huevos duros, pavo, aguacate y queso azul.

- Cena: Salmón a la plancha con espinacas salteadas en aceite de coco.

Jueves

- Desayuno: yogur con toda la grasa cubierto con granola Keto.

- Almuerzo: Tazón de carne con arroz de coliflor, queso, hierbas, aguacate y salsa.

- Cena: Filete de bisonte con brócoli con queso.

Viernes

- Desayuno: Botes de huevo de aguacate al horno.

- Almuerzo: Ensalada César con pollo.

- Cena: Chuletas de cerdo con verduras.

Sábado

- Desayuno: Tostada de coliflor cubierta con queso y aguacate.

- Almuerzo: Hamburguesas de salmón sin pan y cubiertas con pesto.

- Cena: Albóndigas servidas con fideos de calabacín y queso parmesano.

Domingo

- Desayuno: Budín de chía con leche de coco cubierto con coco y nueces.

- Almuerzo: Ensalada Cobb hecha con verduras, huevos duros, aguacate, queso y pavo.

- Cena: pollo al curry con coco.

Como puede ver, las comidas cetogénicas pueden ser diversas y sabrosas.

Aunque muchas comidas cetogénicas se basan en productos animales, también existe una amplia variedad de opciones vegetarianas para elegir.

Si está siguiendo una dieta cetogénica más liberal, agregar una taza de bayas a su desayuno o una pequeña porción de una verdura con almidón a su cena aumentará la cantidad de carbohidratos en este plan de comidas.

En resumen un plan de alimentación cetogénico, como cualquier dieta saludable, debe incluir alimentos integrales y muchas verduras ricas en fibra y bajas en carbohidratos. Elija grasas saludables como aceite de coco, aguacate, aceite de oliva y mantequilla de pasto para aumentar el contenido de grasa de los platos.

Opciones de refrigerios cetogénicos saludables

Comer bocadillos entre comidas puede ayudar a moderar el hambre y mantenerlo encaminado mientras sigue una dieta cetogénica. Debido a que la dieta cetogénica es tan abundante, es posible que solo necesite uno o dos refrigerios por día, dependiendo de su nivel de actividad.

Aquí hay algunas opciones excelentes de bocadillos cetogénicos:

- Almendras y queso cheddar

- Medio aguacate relleno de ensalada de pollo

- Guacamole con verduras bajas en carbohidratos

- Mezcla de frutos secos hecha con coco sin azúcar, nueces y semillas

- Huevos duros

- Chips de coco

- Chips de col rizada

- Aceitunas y salami en rodajas

- Apio y pimientos con salsa de queso crema con hierbas

- Bayas con crema batida espesa

- Espasmódico

- Rollitos de queso

- Patatas fritas con parmesano

- Nueces de macadamia

- Verduras con aderezo alto en grasa y aguacate

- Batido keto elaborado con leche de coco, cacao y aguacate

- Mousse de aguacate y cacao

Aunque estos bocadillos cetogénicos pueden mantener la saciedad entre comidas, también pueden contribuir al aumento de peso si comes demasiado durante el día.

Es importante consumir la cantidad adecuada de calorías según su nivel de actividad, meta de pérdida de peso, edad y sexo.

Si no está seguro de cuántas calorías debe consumir, consulte este artículo para aprender a calcular las necesidades energéticas.

Los refrigerios cetogénicos deben ser altos en grasas, moderados en proteínas y bajos en carbohidratos. Aumente su consumo de fibra comiendo verduras en rodajas bajas en carbohidratos con una salsa para mojar alta en grasas.

Una lista de compras cetogénica simple

Una dieta cetogénica completa debe incluir muchos productos frescos, grasas saludables y proteínas. Elegir una mezcla de productos frescos y congelados garantizará que tenga un suministro de verduras y frutas aptas para ceto para agregar a las recetas.

La siguiente es una lista de compras cetogénica simple que puede guiarlo cuando examine los pasillos de la tienda:

- Carne y aves: carne de res, pollo, pavo y cerdo (elija opciones orgánicas criadas en pastos siempre que sea posible).

- Pescado: Los pescados grasos como el salmón, las sardinas, la caballa y el arenque son los mejores.

- Mariscos: Ostras, camarones y vieiras.

- Huevos: Compre huevos de pastoreo o enriquecidos con omega-3 siempre que sea posible.

- Productos lácteos enteros: yogur sin azúcar, mantequilla, crema espesa y crema agria.

- Aceites: Aceites de coco y aguacate.

- Aguacates: Compre una mezcla de aguacates maduros e inmaduros para que su suministro dure.

- Queso: Brie, queso crema, cheddar y queso de cabra.

- Bayas frescas o congeladas: arándanos, frambuesas, moras.

- Frutos secos: nueces de macadamia, almendras, nueces, pistachos.

- Semillas: Semillas de calabaza, pipas de girasol, semillas de chía.

- Mantequillas de nueces: mantequilla de almendras, mantequilla de maní.

- Verduras bajas en carbohidratos frescas o congeladas: Hongos, coliflor, brócoli, verduras, pimientos, cebollas y tomates.

- Condimentos: Sal marina, pimienta, salsa, hierbas, ajo, vinagre, mostaza, aceitunas y especias.

Siempre vale la pena planificar sus comidas con anticipación y llenar su carrito con los ingredientes necesarios para unos días de platos saludables. Además, ceñirse a una lista de compras puede ayudarlo a evitar alimentos tentadores y poco saludables.

La preparación de una lista de compras puede ayudarlo a decidir qué alimentos encajarán en su plan de alimentación cetogénica. Llene su carrito con carne, aves, huevos, verduras bajas en carbohidratos, lácteos enteros y grasas saludables.

Una dieta cetogénica saludable debe consistir en aproximadamente un 75% de grasa, un 10-30% de proteína y no más del 5% o 20 a 50 gramos de carbohidratos por día.

Concéntrese en alimentos ricos en grasas y bajos en carbohidratos como huevos, carnes, productos lácteos y vegetales bajos en carbohidratos, así como bebidas sin azúcar. Asegúrese de restringir los artículos altamente procesados y las grasas no saludables.

La popularidad de la dieta cetogénica ha hecho que sea más fácil que nunca encontrar una amplia gama de ideas de comidas cetogénicas interesantes y saludables en línea.

Usar esta guía para comenzar con la dieta ceto puede prepararle para el éxito y hacer que la transición a una dieta alta en grasas y baja en carbohidratos sea muy sencilla.

Si no le preocupa la inflamación, debería estarlo. Esto puede parecer un poco extremo, pero el hecho es que prácticamente todos nos vemos afectados hasta cierto punto por la inflamación en nuestro cuerpo, un tipo de inflamación celular que no se puede ver ni sentir. Esta amenaza ahora se ha convertido en una de las causas principales y evitables de enfermedades graves como las enfermedades cardíacas, el cáncer, la enfermedad de Alzheimer, la osteoporosis y la diabetes. ¡Incluso nuestras "patas de gallo" y líneas de risa se deben a un proceso inflamatorio en la piel!

Esa es la mala noticia. Pero también hay buenas noticias. La inflamación excesiva se puede prevenir con un enfoque completamente natural y sin drogas, y este libro le dirá exactamente cómo hacerlo.

Este libro es para cualquier persona que desee reducir el riesgo de enfermedades cardíacas, cáncer, enfermedad de Alzheimer, osteoporosis, diabetes y otras enfermedades graves.

Además si está buscando una forma segura y eficaz de perder peso, Ayuno Intermitente es la solución ideal. Y para los millones de personas que padecen alergias, asma o artritis, el programa de este libro ayudará a reducir el dolor y otros síntomas. También descubrirá a retrasar el proceso de envejecimiento, por dentro y por fuera.

¿Qué Se Puede Hacer Para Prevenir Y Revertir El Daño Causado Por La Inflamación?

Los hábitos de estilo de vida saludables, como hacer ejercicio con regularidad, no fumar, mantener un peso saludable y minimizar el estrés, ayudan a reducir la inflamación.

Pero el factor más importante para combatir la inflamación es la comida que comemos todos los días. Las elecciones dietéticas tienen un impacto dramático en el proceso de inflamación, a menudo de formas que tal vez no sospeche.

Es posible que ya tenga cuidado con lo que come, evitando los carbohidratos refinados, minimizando las grasas saturadas, etc.

Pero otros conceptos populares de dieta y nutrición, incluso los mejores, no lo protegen adecuadamente contra la inflamación.

Si ya cuida su nutrición, es posible que solo necesite hacer algunos ajustes menores (pero a menudo sorprendentes) en su dieta. Y si no es el momento de comenzar a comer más saludable, no se preocupes.

Es posible que deba realizar cambios más sustanciales en sus hábitos alimenticios, y así conseguir una dieta saludable, equilibrada y que reduzca la inflamación.

Los alimentos afectan la respuesta inflamatoria del cuerpo de formas sorprendentes y complejas.

Algunos alimentos tienen una combinación de efectos inflamatorios y antiinflamatorios.

Otros tienen diferentes efectos dependiendo de con qué los esté comiendo. Existen al menos dos docenas de factores diferentes que determinan si un alimento en particular contribuye a la inflamación en el cuerpo, la mayoría de los cuales no se encuentran en la etiqueta nutricional estándar. Quizás es por eso que las pautas dietéticas descritas en otros libros sobre inflamación han tendido a ser demasiado restrictivas, complicadas, poco claras o difíciles de seguir. Es un problema complicado.

Algunos tipos de inflamación crónica son más obvios que otros. Si sufre de artritis, asma o alergias, ya es dolorosamente consciente de la presencia de inflamación en su cuerpo. (¡Ánimo, la ayuda está en camino!) Pero hay otra forma de inflamación más peligrosa: una inflamación silenciosa e invisible que puede atacar sus células, vasos sanguíneos y órganos durante años sin causar el menor síntoma. Sin embargo, con el tiempo, el daño puede manifestarse en forma de enfermedad cardíaca, enfermedad de Alzheimer o cáncer.

Todo el mundo corre el riesgo de sufrir este tipo de inflamación, por las razones que analizaremos en breve. Y si tiene un poco de sobrepeso, su riesgo aumenta. En este capítulo, aprenderá a determinar su nivel de inflamación sistémica. Más importante aún, aprenderá lo que puede hacer para reducir el riesgo de enfermedades relacionadas con la inflamación.

En el momento y lugar adecuados, por supuesto, la inflamación es algo bueno y necesario: un sistema ingenioso que tiene el cuerpo para protegerse de las infecciones y curarse de las lesiones.

Si alguna vez se torció el tobillo, probablemente haya sido testigo de una de la respuesta inflamatoria del cuerpo.

Un tobillo lesionado puede hincharse al tamaño de un melón en cuestión de minutos. Esta inflamación tiene un propósito.

El dolor es una señal para detener lo que está haciendo, evitando así un daño mayor. El torrente de sangre y líquido al área lesionada actúa como una férula natural para inmovilizar el área, mientras que los nutrientes transportados al sitio por la sangre comienzan el proceso de reparación. Como le dirá cualquier ortopedista, los médicos no curan los tobillos torcidos. Simplemente supervisan mientras la naturaleza y el tiempo hacen el trabajo.

La inflamación también viene al rescate cuando el sistema de vigilancia de su cuerpo detecta que un cuerpo extraño, como una bacteria o un virus, ha invadido su territorio. El enrojecimiento y la hinchazón alrededor de una herida infectada son causados por millones de glóbulos blancos que se han precipitado al sitio para dominar al intruso. Cuando tiene fiebre, que es una especie de inflamación de todo el cuerpo, su sistema inmunológico está trabajando para vencer un virus o una bacteria al elevar la temperatura del cuerpo tanto que el "invasor" sucumbe a un golpe de calor.

Obviamente, no queremos disminuir los poderes protectores y curativos del cuerpo. Pero queremos eliminar la inflamación excesiva, crónica e inapropiada. Todos los tipos de artritis, por ejemplo, ya sean causados por la edad, el desgaste o enfermedades como la artritis reumatoide, se caracterizan por una inflamación dolorosa y rigidez en las articulaciones. La inflamación de la artritis, sin embargo, no cura ni protege. Las alergias son otro tipo de respuesta inflamatoria no productiva en la que el sistema inmunológico intenta atacar sustancias que de otro modo serían inofensivas como el polen o la caspa de los animales. Este tipo de inflamación no tiene ningún propósito útil y puede hacer su vida miserable. Con el tiempo, la inflamación excesiva también aumenta el riesgo de varias enfermedades potencialmente mortales.

La evidencia que implica a la inflamación en enfermedades como enfermedades cardíacas, cáncer, diabetes y Alzheimer ha surgido recientemente y es una sorpresa para muchas personas. Pero el hecho es que la inflamación juega un papel importante en todas las enfermedades degenerativas.

¿Qué Es La Inflamación?

La inflamación es la primera respuesta del sistema inmunológico a una infección o irritación. Se presenta con los signos cardinales de enrojecimiento (latín: rubor), calor (calor), hinchazón (tumor), dolor (dolor) y disfunción de los órganos involucrados. La inflamación aguda es necesaria para ayudar a curar traumatismos agudos, abrasiones, huesos rotos o invasión aguda de una sustancia extraña, como el veneno de abeja de una picadura de abeja.

El cuerpo reacciona inmediatamente al trauma agudo aumentando las sustancias en el cuerpo que estimulan la hinchazón, enrojecimiento, dolor y calor. Estas respuestas son importantes porque evitan que el cuerpo haga más daño a la lesión o herida al promover el dolor y la hinchazón alrededor del área lesionada.

Esto hace que un individuo sea más cauteloso al mover la parte afectada. Por ejemplo, si se rompe la muñeca, el dolor y la inflamación lo obligarán a proteger la muñeca de daños adicionales que podrían ocurrir si la usara o la moviera demasiado rápido.

La inflamación crónica es un nivel bajo de inflamación continuo, invisible para el ojo humano, que generalmente ocurre como respuesta a una inflamación aguda prolongada o lesiones repetitivas.

Ahora también estamos encontrando que la inflamación crónica está asociada con muchas enfermedades.

La inflamación crónica puede conducir y conducirá a la necrosis (destrucción de tejidos) por las células inflamatorias y por ciertos otros agentes. La respuesta de curación del cuerpo depende de muchos factores, incluida la infección persistente, la presencia de material extraño u otros agentes que estimulan la inflamación (como virus latentes, bacterias o parásitos), suministro de sangre inadecuado, irradiación y medicamentos aplicados localmente como corticosteroides.

Otros factores sistémicos incluyen la edad (el proceso de curación se vuelve más lento y menos efectivo con la edad); deficiencias en nutrientes como vitamina C, zinc y proteínas; alergias alimentarias crónicas; enfermedades metabólicas como insuficiencia renal o diabetes mellitus; estados degenerativos asociados con neoplasias; y fármacos sistémicos como los corticosteroides (estos fármacos se pueden utilizar tanto por vía tópica como sistémica).

La inflamación, la fiebre, la hinchazón de los tejidos y las alergias están controladas en gran medida por ácidos grasos llamados prostaglandinas. Hay tres familias diferentes de prostaglandinas que cumplen tres funciones diferentes en el cuerpo:

1. PGE1 ayuda a reducir las alergias, previene la inflamación, aumenta la producción de mucosa en el estómago, disminuye la presión arterial, mejora la función nerviosa y también ayuda a promover la respuesta inmunológica.

2. PGE2 estimula la respuesta alérgica, promueve la inflamación, aumenta la agregación plaquetaria (cuando las plaquetas se adhieren al sitio de las formaciones de placa a lo largo de las paredes de los vasos sanguíneos, lo que lleva al desarrollo de coágulos sanguíneos localizados, que pueden bloquear aún más el flujo de sangre en la arteria), aumenta la contracción del músculo liso y suprime la función inmunológica.

3. PGE3 bloquea la liberación de prostaglandinas proinflamatorias (PGE2), promueve la función inmunológica, disminuye la agregación plaquetaria aumenta el colesterol HDL (el colesterol "bueno"), disminuye los triglicéridos e inhibe la inflamación.

En términos simples, puede pensar en la PGE1 y la PGE3 como las prostaglandinas "buenas" y la PGE2 como la prostaglandina proinflamatoria o "mala".Como era de esperar, ciertos alimentos pueden promover la producción de ciertas prostaglandinas.

El ácido linoleico (de aceite de cártamo, aceite y semillas de girasol, aceite y semillas de sésamo y leche materna) se convierte en PGE1.

El ácido araquidónico (de carnes, productos lácteos y leche materna) se convierte en PGE2. El ácido alfa-linolénico (de semillas de calabaza, semillas de lino, nueces, soja y leche materna) se convierte en PGE3. El cuerpo puede producir ácido eicosapentaenoico (EPA) y ácido docosahexaenoico (DHA) a partir del ácido alfa-linolénico (ALA). EPA y DHA promueven la vía PGE3 (la vía "buena") y se encuentran en la leche materna y en pescados de agua fría como el salmón, la caballa, las sardinas y la trucha.

Comprender la cascada inflamatoria y la forma en que los alimentos pueden influir en las vías inflamatorias del cuerpo nos permite comprender la importancia de la ingesta de nutrientes en el funcionamiento de nuestro cuerpo como un todo. Por ejemplo, si nos aseguramos de incluir muchas nueces, semillas y pescado de agua fría en nuestra dieta, naturalmente inhibiremos la inflamación. El consumo de estos alimentos aumentará los niveles de PGE1, lo que a su vez inhibirá la formación de PGE2, una de las prostaglandinas inflamatorias.

Las enzimas corporales implicadas en la creación de prostaglandinas y metabolitos del ácido aracidónico son de gran importancia con respecto al uso de medicamentos antiinflamatorios.

Por ejemplo, la importante enzima fosfolipasa A2 (PLA2) permite que el ácido araquidónico se libere de las membranas celulares.

La producción de ácido araquidónico es el primer paso para promover la inflamación. Se necesita otra enzima, la ciclooxigenasa, para convertir el ácido araquidónico en PGE2, prostaciclinas y tromboxanos, todos los cuales promueven la inflamación. (Sugerencia: puede saber que una sustancia es una enzima si su nombre termina en – asa). La lipooxigenasa es necesaria para promover la conversión del ácido araquidónico en muchas otras prostaglandinas que producen inflamación. La vía de la ciclooxigenasa-1 ayuda en la formación del revestimiento del estómago y la vía de la ciclooxigenasa-2 promueve la inflamación. Muchos medicamentos antiinflamatorios afectan ambas vías de la ciclooxigenasa y, por lo tanto, dañan el revestimiento del estómago.

Las Enfermedades Inflamatorias

Cuando el cuerpo detecta un intruso, lanza una respuesta biológica para intentar eliminarlo. El atacante podría ser un cuerpo extraño, como una espina, un irritante o un patógeno. Los patógenos incluyen bacterias, virus y otros organismos que causan infecciones.

A veces, el cuerpo percibe erróneamente sus propias células o tejidos como dañinos. Esta reacción puede provocar enfermedades autoinmunes, como la diabetes tipo 1. Los expertos creen que la inflamación puede contribuir a una amplia gama de enfermedades crónicas. Ejemplos de estos son el síndrome metabólico, que incluye diabetes tipo 2, enfermedades cardíacas y obesidad.

Las personas con estas afecciones suelen tener niveles más altos de marcadores inflamatorios en sus cuerpos. Hay dos tipos principales de inflamación: aguda y crónica.

Inflamación aguda

Una lesión o enfermedad puede implicar una inflamación aguda o de corta duración. Hay cinco signos clave de inflamación aguda:

- **Dolor:** esto puede ocurrir de manera continua o solo cuando una persona toca el área afectada.

- **Enrojecimiento:** esto ocurre debido a un aumento en el suministro de sangre a los capilares en el área.

- **Pérdida de función:** puede haber dificultad para mover una articulación, respirar, sentir el olor, etc.

- **Hinchazón:** se puede desarrollar una afección llamada edema si se acumula líquido.

- **Calor:** el aumento del flujo sanguíneo puede dejar el área afectada caliente al tacto.

Estos signos no siempre están presentes. A veces, la inflamación es "silenciosa", sin síntomas. Una persona también puede sentirse cansada, malestar general y tener fiebre. Los síntomas de la inflamación aguda duran unos días. La inflamación subaguda dura de 2 a 6 semanas.

La inflamación crónica puede continuar durante meses o años. Tiene o puede tener vínculos con varias enfermedades, como:

- Diabetes

- Enfermedad cardiovascular (ECV)

- Artritis y otras enfermedades de las articulaciones

- Alergias

- Enfermedad Pulmonar Obstructiva Crónica (EPOC)

- soriasis

- Artritis reumatoide

Los síntomas dependerán de la enfermedad, pero pueden incluir dolor y fatiga.

La inflamación aguda puede resultar de:

- Exposición a una sustancia, como una picadura de abeja o polvo

- Una herida

- Una infección

Cuando el cuerpo detecta daños o patógenos, el sistema inmunológico desencadena una serie de reacciones. Los tejidos acumulan proteínas plasmáticas, lo que lleva a una acumulación de líquido que provoca hinchazón. El cuerpo libera neutrófilos, un tipo de glóbulo blanco o leucocito, que se mueven hacia el área afectada. Los leucocitos contienen moléculas que pueden ayudar a combatir los patógenos.

Los vasos sanguíneos pequeños se agrandan para permitir que los leucocitos y las proteínas plasmáticas lleguen más fácilmente al sitio de la lesión. Los signos de inflamación aguda pueden aparecer en horas o días, según la causa. En algunos casos, pueden volverse severos rápidamente. Cómo se desarrollan y cuánto duran dependerá de la causa, la parte del cuerpo a la que afecten y los factores individuales.

Inflamación crónica

La inflamación crónica puede desarrollarse si una persona tiene:

- **Sensibilidad:** la inflamación ocurre cuando el cuerpo siente algo que no debería estar allí. La hipersensibilidad a un desencadenante externo puede provocar una alergia.

- **Exposición:** A veces, la exposición prolongada y de bajo nivel a un irritante, como un químico industrial, puede provocar una inflamación crónica.

- **Trastornos autoinmunes:** el sistema inmunológico ataca por error el tejido sano normal, como en la psoriasis.

- **Enfermedades autoinflamatorias:** un factor genético afecta la forma en que funciona el sistema inmunológico, como en la enfermedad de Behçet.

- **Inflamación aguda persistente:** en algunos casos, es posible que una persona no se recupere por completo de una inflamación aguda. A veces, esto puede provocar una inflamación crónica.

Los factores que pueden aumentar el riesgo de inflamación crónica incluyen:

- La edad

- Obesidad

- Una dieta rica en grasas nocivas y azúcares añadidos

- Fumar

- Hormonas sexuales bajas

- Estrés

- Problemas para dormir

La inflamación juega un papel vital en la curación, pero la inflamación crónica puede aumentar el riesgo de diversas enfermedades, incluidos algunos cánceres, artritis reumatoide, aterosclerosis, periodontitis y fiebre del heno.

¿Es dolorosa la inflamación?

La inflamación aguda puede causar dolores de diversos tipos y severidad. El dolor puede ser constante y constante, palpitante y pulsátil, punzante o pellizcante. El dolor se produce cuando la acumulación de líquido provoca hinchazón y los tejidos inflamados empujan contra las terminaciones nerviosas sensibles.

También ocurren otros procesos bioquímicos durante la inflamación. Afectan el comportamiento de los nervios y esto puede contribuir al dolor.

Tratamientos habituales

El tratamiento de la inflamación dependerá de la causa y la gravedad. A menudo, no hay necesidad de tratamiento. A veces, sin embargo, no tratar la inflamación puede provocar síntomas potencialmente mortales.

Durante una reacción alérgica, por ejemplo, la inflamación puede causar una hinchazón severa que puede cerrar las vías respiratorias, haciendo imposible la respiración. Es fundamental recibir tratamiento si se produce esta reacción.

Sin tratamiento, algunas infecciones pueden ingresar a la sangre y provocar sepsis. Esta es otra afección potencialmente mortal que requiere tratamiento médico urgente.

Inflamación aguda

Un médico puede recetar un tratamiento para eliminar la causa de la inflamación, controlar los síntomas o ambos. Para una infección bacteriana o micótica, por ejemplo, pueden recetar antibióticos o tratamiento antimicótico.

Aquí hay algunos tratamientos específicos para tratar la inflamación:

Fármacos anti-inflamatorios no esteroideos

Los medicamentos antiinflamatorios no esteroides (AINE) no eliminarán la causa de la inflamación, pero pueden ayudar a aliviar el dolor, la hinchazón, la fiebre y otros síntomas. Lo hacen contrarrestando una enzima que contribuye a la inflamación.

Los ejemplos de AINE incluyen naproxeno, ibuprofeno y aspirina. Estos están disponibles paracompre en línea o sin receta. Las personas deben consultar primero con un médico o farmacéutico para asegurarse de tomar la decisión correcta.

Las personas solo deben usar AINE a largo plazo si un médico los recomienda, ya que pueden tener efectos adversos. La aspirina no es adecuada para niños.

Alivio del dolor: el acetaminofén, incluido el paracetamol o Tylenol, puede aliviar el dolor pero no reduce la inflamación. Estos medicamentos permiten que la inflamación continúe su función de curación.

Los corticosteroides, como el cortisol, son un tipo de hormona esteroidea.

Afectan a varios mecanismos implicados en la inflamación. Los corticosteroides pueden ayudar a controlar una variedad de afecciones, que incluyen:

- artritis

- arteritis temporal

- dermatitis

- enfermedad inflamatoria intestinal (EII)

- lupus sistémico

- hepatitis

- asma

- reacciones alérgicas

Están disponibles en forma de píldoras, inyecciones, en inhalador o como cremas o ungüentos. El uso prolongado de corticosteroides puede ser perjudicial. Un médico puede asesorar sobre sus riesgos y beneficios.

El tratamiento de enfermedades que involucran inflamación a largo plazo dependerá de la afección. Algunos medicamentos actúan para reprimir las reacciones inmunitarias del cuerpo. Estos pueden ayudar a aliviar los síntomas de la artritis reumatoide, la psoriasis y otras reacciones autoinmunes similares. Sin embargo, también pueden hacer que el cuerpo de una persona sea menos capaz de combatir una infección si esta ocurre.

Inflamación Y Las Enfermedades Crónicas

Investigaciones recientes respaldan la sorprendente conexión entre la inflamación crónica y enfermedades crónicas como enfermedades cardíacas, enfermedades autoinmunes, cáncer, osteoporosis y más. En febrero de 2004, la revista Time publicó un artículo de portada sobre la conexión entre ciertas enfermedades crónicas y la inflamación. Echemos un vistazo al impacto de la inflamación en algunas afecciones de salud importantes: enfermedad cardíaca, diabetes, dolor crónico (específicamente, fibromialgia) e insomnio.

Cardiopatía

Bajo el término general de "enfermedad cardíaca" podemos incluir afecciones como accidente cerebrovascular, aterosclerosis, ataque cardíaco e hipertensión arterial.

Los factores de riesgo que a menudo se controlan para detectar enfermedades cardíacas son los niveles de colesterol, la presión arterial, la glucosa en ayunas y, con menos frecuencia, la proteína C reactiva (PCR), la homocisteína, la lipoproteína A, la ferritina, el fibrinógeno y algunos otros.

Otros factores de riesgo de enfermedad cardiovascular incluyen tener una personalidad tipo A, antecedentes familiares de enfermedad cardíaca, falta de una pareja, estilo de vida sedentario, tabaquismo, infección, isquemia, daño oxidativo (causado por radicales libres), inflamación y resistencia a la insulina.

La mayoría de los factores de riesgo de enfermedad cardíaca pueden estimular la liberación de diversos promotores inflamatorios, especies reactivas de oxígeno (radicales libres), óxido nítrico (que se analiza más adelante) y células inmunitarias como resultado de una lesión tisular. (Nuevamente, cuando hablamos de inflamación en este contexto, estamos hablando de inflamación que ocurre a un nivel celular sin ser detectado por el ojo humano).

El micro daño a los tejidos o el estrés repetitivo en ciertos tejidos puede promover una lesión tisular, lo que resulta en una reacción inflamatoria del sistema inmunológico. A su vez, la inflamación prolongada pone a las personas en riesgo de enfermedades cardíacas. Esto crea un círculo vicioso: muchos factores de riesgo de enfermedad cardíaca aumentan la inflamación y, a su vez, la inflamación de bajo grado aumenta el riesgo de enfermedad cardíaca.

Los tres tipos de células que son susceptibles a los factores de riesgo cardiovascular incluyen las células epiteliales, las células del músculo liso y las células inmunes.

Las células epiteliales recubren los vasos sanguíneos y son responsables de controlar el flujo de nutrientes, hormonas y mediadores inmunitarios de una célula a otra. También regulan el tono vascular, lo que afecta el flujo sanguíneo a través de los vasos. ("Vascular" significa o se relaciona con los vasos sanguíneos o los vasos linfáticos).

Las células del músculo liso ayudan a controlar la constricción y dilatación de los vasos sanguíneos (vasoconstricción y vasodilatación), actuando así como reguladores principales de la presión arterial. Las células inmunes ayudan a defender y reparar el tejido vascular de agresiones químicas y biológicas. Cualquier alteración de la homeostasis o el equilibrio de estas células pueden contribuir al riesgo de enfermedad cardíaca.

En respuesta a la inflamación que resulta de una lesión tisular o la exposición a sustancias químicas tóxicas, las células epiteliales producen una variedad de moléculas que contribuyen al riesgo de enfermedad cardíaca.

Estos incluyen factores de coagulación y coagulación, factores de fibrinólisis (que pueden promover un sangrado anormal), prostaglandinas y reguladores del tono vascular como el óxido nítrico.

Vale la pena mencionar el óxido nítrico (NO) porque juega un papel importante en la regulación de la presión arterial a través de su capacidad de promover la vasodilatación. Un aumento prolongado del azúcar en sangre, como se encuentra en la diabetes, disminuirá el NO, lo que a su vez conducirá a un aumento de la vasoconstricción y aumento de la presión arterial (hipertensión).

Durante la hipertensión, algunas células del músculo liso pueden cambiar a células más secretoras en lugar de las células de tipo elástico que deberían ser. Las células del músculo liso suelen ser de naturaleza elástica para permitir la adaptación al grado variable de presión arterial que se experimenta a lo largo del día. Las nuevas células de músculo liso secretoras pueden liberar promotores del crecimiento y comenzar a formar una lesión de células de músculo liso secretoras en proliferación a lo largo del vaso sanguíneo.

Esta lesión es clínicamente significativa porque a medida que crece y se desarrolla muestra importantes depósitos de colesterol y lípidos que hacen que la pared se debilite a medida que las células experimentan apoptosis (muerte celular). A medida que esta área de células debilita la pared vascular, se convierte en un aneurisma. Un aneurisma es un factor de riesgo cardiovascular clínicamente significativo porque tiene el potencial de romperse y causar la muerte instantánea.

Quizás se pregunte cómo se relaciona toda esta información con una dieta antiinflamatoria. Reducir la inflamación a través de la dieta reducirá los mediadores inflamatorios en el cuerpo que causan daño oxidativo a las células. Además, reducir la inflamación y la presión arterial mediante el ejercicio y la dieta puede reducir muchos riesgos cardiovasculares. Finalmente, la reducción de la inflamación puede disminuir el daño tisular menor que promueve una inflamación aún mayor (lo que desencadena un círculo vicioso).

¿Cómo logra la dieta antiinflamatoria todas estas cosas?

El exceso de toxinas solubles en grasa que obtenemos a través de la dieta se almacena en nuestras células grasas y se transfiere a otras ubicaciones dentro de nuestro cuerpo a través del colesterol.

A medida que comenzamos a estimular una salud óptima a través de una dieta más saludable, ejercicio y reducción del estrés, creamos un sistema inmunológico que funciona mejor y tenemos mejores capacidades de desintoxicación.

El ejercicio ayuda a eliminar toxinas a través del sudor y el aliento, y seguir la dieta antiinflamatoria ayuda a reducir la ingesta de toxinas solubles en agua y solubles en grasa que son parte de la dieta estadounidense estándar, como residuos de plaguicidas, antibióticos, hormonas , conservantes, metales pesados y otros productos químicos (por ejemplo, colorantes y aromatizantes artificiales).

A medida que nuestros cuerpos se vuelven más eficientes y comemos una dieta más pura, una que elimina estas cargas tóxicas, los niveles de colesterol comienzan a disminuir y el NO puede comenzar a normalizar su función.

Además, los estilos de vida más saludables reducen el estrés en el cuerpo, lo que lleva a una reducción en la secreción de hormonas del estrés (que se analiza con más detalle a continuación).

Permítanme decirlo nuevamente de manera más simple: al disminuir la ingesta de las toxinas que normalmente se ingieren como parte de la dieta estadounidense típica, podemos reducir la inflamación general y, por lo tanto, reducir la carga sobre el sistema cardiovascular y otros sistemas del cuerpo.

Diabetes

La evidencia acumulada sugiere que la inflamación crónica de bajo grado también es un factor de riesgo para la diabetes tipo II. Un estudio publicado por el American Journal of Clinical Nutrition en septiembre de 2005 informó que una dieta rica en alimentos que producen inflamación, como los cereales refinados, las carnes procesadas y los azúcares aumentaron el riesgo de desarrollar diabetes tipo II.

La conexión entre la inflamación y el riesgo de diabetes también fue notada ya en 2001 por el Journal of the American Medical Association.

Dolor crónico e insomnio

El dolor crónico, como el asociado con la fibromialgia, también puede estar relacionado con la inflamación. A pesar de que la fibromialgia no se considera una enfermedad inflamatoria, la inflamación juega un papel importante en los síntomas asociados con la enfermedad.

En los pacientes con fibromialgia en particular, la alteración del sueño juega un papel importante en la alteración de la curación. Por la noche, nuestro sistema inmunológico tiene la importante función de reparar tejidos y limpiar el sistema de antígenos extraños, células muertas y radicales libres.

Cuando una persona no puede dormir, como en caso de dolor crónico o fibromialgia, los músculos, los vasos sanguíneos y otros tejidos corporales no se limpian y reparan adecuadamente para un funcionamiento óptimo. Esto crea una situación en la que la inflamación puede ocurrir a nivel celular porque el tejido no se está reparando correctamente.

Muchos pacientes con fibromialgia tienen bajos niveles de serotonina, un neuroquímico que promueve la secreción de la hormona del crecimiento, es responsable del estado de ánimo, promueve el sueño y aumenta los niveles de DHEA (la DHEA se analiza más adelante).

La hormona del crecimiento humano, que generalmente aumenta durante el sueño, estimula el crecimiento de tejido nuevo y facilita el metabolismo de los carbohidratos para mantener la energía durante todo el día.

A medida que los niveles de serotonina disminuyen en las personas que padecen fibromialgia, la hormona del crecimiento disminuye, se produce insomnio, es más probable que haya depresión y, debido a la disminución de los niveles de DHEA, se apoya la inflamación.

El noventa y cinco por ciento de la serotonina está en el tracto (gastrointestinal); por lo tanto, es muy importante que quienes padecen fibromialgia tengan un sistema digestivo saludable.

Adoptar una dieta antiinflamatoria disminuye la carga tóxica en el sistema digestivo, promueve la salud del tracto gastrointestinal y disminuye la respuesta inflamatoria. Un tracto gastrointestinal que funcione mejor mejora la secreción de serotonina, lo que a su vez mejora el sueño y el estado de ánimo.

A medida que mejoran el sueño y el estado de ánimo, el sistema inmunológico puede realizar la desintoxicación y reparar el tejido dañado durante la noche. Cuando la inflamación se reduce mediante cambios en la dieta, los tejidos sanan adecuadamente, el sueño mejora y el dolor disminuye.

Conocerse A Sí Mismo Y Aprender A Entender Las Señales De Su Cuerpo

Si la inflamación es una parte natural y necesaria de las defensas del cuerpo, ¿qué está causando el mal funcionamiento de este sistema bien diseñado? ¿Por qué tantos de nosotros sufrimos de una inflamación excesiva? La respuesta es compleja, pero se reduce a esto: **hemos perdido el equilibrio.**

La respuesta inflamatoria del cuerpo funciona a través de dos canales complementarios: uno es proinflamatorio y el otro antiinflamatorio. Nuestras células producen una variedad de sustancias químicas pro y antiinflamatorias (llamadas prostaglandinas), utilizando nutrientes de los alimentos que comemos como materia prima. Estas prostaglandinas se liberan en nuestros tejidos en respuesta a las señales del sistema inmunológico, promoviendo la inflamación cuando hay peligro y sofocando la inflamación cuando el peligro ha pasado.

Un concepto clave en esta descripción (muy simplificada) es que nuestros cuerpos producen prostaglandinas mediante el uso de compuestos de los alimentos que comemos. Específicamente, son los ácidos grasos de nuestros alimentos los que nuestro cuerpo utiliza para producir prostaglandinas.

Ciertos tipos de ácidos grasos (principalmente los de la familia omega-6) se convierten en prostaglandinas, mientras que otros tipos (principalmente de la familia omega-3) se utilizan para producir prostaglandinas antiinflamatorias. Aquí es donde nosotros, como sociedad moderna, nos hemos metido en problemas.

Para mantener un equilibrio entre sus canales pro y antiinflamatorios, el cuerpo depende de una ingesta equilibrada de ácidos grasos omega-3 y omega-6.

El problema es que quienes vivimos en las naciones industrializadas modernas consumimos demasiados ácidos grasos, omega-6 y muy pocos ácidos grasos omega-3.

Los paleontólogos y antropólogos estiman que la dieta de un ser humano de la Edad de Piedra contenía aproximadamente partes iguales de ácidos grasos omega-3 y omega-6.

Hoy en día, consumimos aproximadamente veinte veces más omega-6 que omega-3.

Como resultado, nuestros cuerpos tienden a producir una sobreabundancia de prostaglandinas proinflamatorias y una escasez de prostaglandinas antiinflamatorias.

¿Qué salió mal con la dieta moderna?

Con frecuencia escuchamos que la típica dieta moderna deja mucho que desear nutricionalmente. La mayoría de nosotros comemos demasiados dulces, almidones, calorías vacías y alimentos altamente procesados. Estos hábitos alimentarios contribuyen a nuestros problemas de inflamación. Pero aún más problemático, y más difícil de solucionar, es el hecho de que los seres humanos hoy en día consumen más cereales (y los aceites producidos a partir de ellos) que nunca antes en nuestra historia como especie. Estos granos y aceites tienden a tener un alto contenido de ácidos grasos omega-6. Al mismo tiempo, comemos menos verduras y legumbres, que son fuentes naturales de grasas omega-3.

No solo nuestras dietas se han orientado hacia el consumo excesivo de cereales, sino que las dietas de nuestro ganado han seguido la misma tendencia. El ganado que, naturalmente, pastaría en pastos y otras materias vegetales, ahora se alimenta principalmente a base de cereales. Esto significa que el tejido muscular (carne), la leche y los huevos del ganado domesticado son más bajos en omega-3 y más altos en ácidos grasos omega-6. Y más recientemente, con el advenimiento de la acuicultura y los mariscos cultivados en granjas, incluso los peces que comemos han comenzado a comer una dieta basada en granos en lugar de una dieta natural de algas y peces más pequeños.

Comemos una sobreabundancia de ácidos grasos omega-6 y consumimos animales que consumen una sobreabundancia de ácidos grasos omega-6. El resultado final es una avalancha de prostaglandinas proinflamatorias que caen en cascada a través de nuestros cuerpos, con una sequía de prostaglandinas antiinflamatorias. ¡No es de extrañar que estemos presenciando una epidemia de enfermedades inflamatorias!

¿Quién está en riesgo?

Prácticamente cualquiera que siga una "dieta occidental moderna" corre el riesgo de sufrir una inflamación excesiva, por las razones que acabamos de dar. Pero hay otros factores que pueden aumentar la propensión a la inflamación y las enfermedades relacionadas con la inflamación:

- •Fumar: fumar crea una gran cantidad de radicales libres, que a su vez producen inflamación en los tejidos. Especialmente afectadas son las células que recubren ellos conductos bronquiales y los pequeños vasos sanguíneos que van al corazón. Los fumadores suelen tener altos niveles de sustancias químicas inflamatorias en la sangre y un riesgo drásticamente mayor de muchas enfermedades relacionadas con la inflamación.

- •Exceso de peso: los adultos y los niños que tienen sobrepeso también tienden a tener niveles más altos de sustancias químicas inflamatorias en la sangre que los que tienen un peso normal. A esto se suma el hecho de que quienes tienen sobrepeso tienden a ser menos activos, lo que contribuye aún más a la inflamación.

- •Estilo de vida sedentario: Entre sus muchos beneficios, el ejercicio tiende a equilibrar los canales proinflamatorios y antiinflamatorios del cuerpo, ¡siempre que, por supuesto, no se produzcan lesiones! El ejercicio también ayuda a reducir la inflamación al mitigar los efectos del estrés.

- •Estrés: el estrés crónico, el tipo de variedad de jardín, demasiadas demandas, no suficiente tiempo, altera drásticamente nuestra química interna en formas que contribuyen a la inflamación. Adrenalina y cortisol, las llamadas hormonas del estrés.

- •Exposición al sol sin protección: los rayos ultravioleta del sol crean radicales libres e inflamación cuando golpean la piel desprotegida. Se cree que este proceso inflamatorio en la piel es un factor principal en el desarrollo de líneas, arrugas, manchas de la edad y cáncer de piel.

- •Terapia de reemplazo hormonal: los estudios han encontrado que las mujeres por lo demás sanas que toman medicamentos de reemplazo hormonal tienen significativamente más químicos inflamatorios en la sangre que las mujeres que no usan hormonas. Esto puede ser un factor que contribuya al aumento del riesgo de enfermedad cardíaca y cáncer en mujeres que usan reemplazo hormonal.

- •Enfermedad: las enfermedades degenerativas como las enfermedades cardíacas, la enfermedad de Alzheimer, el cáncer, la diabetes, la artritis reumatoide, el lupus y la esclerosis múltiple son promovidas por una inflamación excesiva en el cuerpo.

Determinar Su Nivel De Inflamación

Es posible que tenga síntomas, como los que se enumeran a continuación, que hacen que sea evidente que la inflamación es un problema para usted.

- Alergias

- Dolor o rigidez en las articulaciones

- asma

- Trastornos de la piel (eccema, psoriasis)

- Envejecimiento cutáneo prematuro o excesivo

- Prostatitis

O tal vez uno o más de los factores de riesgo de inflamación que acabamos de comentar, como fumar o tener sobrepeso, se aplica a usted. Sin embargo, a menudo, la inflamación no produce ningún síntoma o señal de advertencia.

Afortunadamente, existen pruebas médicas que pueden medir la presencia de inflamación mucho antes de que se desarrolle una enfermedad grave. La proteína C reactiva (PCR) es una proteína en la sangre que indica la presencia y extensión de la inflamación en el cuerpo. Si hay mucha PCR en la sangre, significa que está ocurriendo una cantidad significativa de inflamación en alguna parte del cuerpo. Este "marcador" de inflamación se puede medir con un análisis de sangre relativamente económico. Debido a que la prueba de PCR es fácil, confiable, asequible y ampliamente disponible, se ha convertido en la medida estándar y más utilizada de la inflamación.

El fibrinógeno, un compuesto que indica la propensión de la sangre a formar coágulos, a veces se usa como una indicación secundaria de inflamación, especialmente en pacientes cardíacos.

Al igual que con la PCR, los niveles más altos de fibrinógeno sugieren un aumento de la inflamación. Y más recientemente, los investigadores han descubierto que los recuentos elevados de glóbulos blancos indican un mayor riesgo de enfermedad relacionada con la inflamación, particularmente en las mujeres. Una combinación de estas diferentes pruebas puede proporcionar al médico una imagen matizada de los procesos inflamatorios del paciente. En general, sin embargo, una simple prueba de PCR es completamente suficiente para detectar y rastrear la presencia de inflamación.

¿Quién debería hacerse la prueba?

Debido a que enfermedades como la enfermedad de Alzheimer, el cáncer, la enfermedad de la próstata y la enfermedad cardíaca tienen componentes inflamatorios, controlar la inflamación mediante la prueba de PCR es una buena inversión en su salud si tiene cuarenta años o más.

La prueba anual de PCR le dirá si los pasos que está tomando para reducir y evitar la inflamación son suficientes o si necesita intensificar su defensa con medidas más agresivas.

Si tiene antecedentes familiares o personales de factores de riesgo de enfermedad cardíaca, como presión arterial alta o colesterol alto, se recomienda encarecidamente hacerse pruebas de PCR con regularidad. La PCR se ha convertido en uno de los indicadores más precisos de su riesgo de sufrir un futuro ataque cardíaco o accidente cerebrovascular.

Si tiene diabetes, controlar sus niveles de PCR y mantenerlos en rangos seguros puede ayudarlo a evitar complicaciones graves como enfermedades cardíacas y daño a los nervios, que son provocados por la inflamación.

La prueba de PCR no es una prueba para ninguna enfermedad o afección en particular. Una prueba de PCR le dirá si tiene un nivel excesivo de inflamación. Sus niveles de PCR también indican su riesgo de desarrollar diversas enfermedades, como enfermedades cardíacas, en el futuro.

La PCR generalmente se mide en miligramos por litro (mg / L).

La mayoría de los laboratorios consideran normal cualquier cosa inferior a 5,0 miligramos por litro. El programa descrito en este libro está diseñado para reducir los niveles altos de PCR a rangos seguros. Es posible que desee volver a probar su nivel de PCR después de seguir las indicaciones detalladas en este libro durante varias semanas para asegurarse.

Los Alimentos Antiinflamatorios

Para determinar si un determinado alimento puede promover o suprimir la inflamación y en qué medida, debe sopesar los efectos de docenas de factores diferentes. De hecho, para obtener una respuesta realmente precisa, es necesario conocer la composición precisa del alimento, hasta el nivel de las moléculas de ácidos grasos individuales.

Debe considerar la cantidad y el tipo de grasas, junto con las cantidades de varios antioxidantes, vitaminas y minerales. También necesita saber la cantidad de azúcar en los alimentos y qué tan rápido se metaboliza ese azúcar en el cuerpo. Por último, hay que tener en cuenta cómo se preparó la comida, porque cualquiera o todos estos factores pueden verse alterados cuando se cocina o se conserva una comida.

Hasta ahora, no ha habido una forma práctica de recopilar, analizar y combinar toda esta información, lo que dificulta la lucha contra los efectos de la inflamación.

Ahora, por primera vez, existe una forma sencilla de determinar si los alimentos que consume contribuyen a la inflamación.

Existe una clasificación para asignar un número único que representa el potencial inflamatorio o antiinflamatorio total de un alimento. Un número positivo indica tendencias antiinflamatorias, mientras que un número negativo significa que el alimento tiene un efecto inflamatorio. Cuanto mayor sea el número, más significativo será el efecto.

Se considera que los alimentos con valores de IF entre 1 y 100 tienen efectos antiinflamatorios leves. Las calificaciones entre 101 y 500 indican acciones antiinflamatorias cada vez más potentes. Los alimentos que tienen calificaciones superiores a 500 son fuertemente antiinflamatorios. En el otro extremo de la escala, los alimentos que tienen calificaciones entre -1 y -100 son levemente inflamatorios. Los alimentos con calificaciones entre -101 y -500 son cada vez más inflamatorios, y aquellos con calificaciones de -500 y menos se consideran altamente inflamatorios. Algunos alimentos tienen una clasificación de 0, lo que significa que se pueden considerar neutral, ni favorece ni combate la inflamación.

Cómo Se Calcula La Calificación

La clasificación IF integra más de veinte factores proinflamatorios y antiinflamatorios diferentes. Se consideran las cantidades de nutrientes individuales, así como las proporciones entre varios nutrientes. La fórmula también incorpora el índice glucémico, que describe el impacto que tiene un alimento en el azúcar en la sangre, ya sea que haga que el azúcar en la sangre aumente bruscamente o lentamente.

¿De dónde viene toda esta información? El Departamento de Agricultura de los Estados Unidos (USDA) ha realizado análisis nutricionales extensos en miles de alimentos crudos, procesados y preparados comercialmente. Esta información constituye la Base de datos nutricional nacional de referencia estándar y se utiliza como base para prácticamente todas las bases de datos nutricionales de este país. La actualización más reciente de la base de datos (SR17) se publicó en 2018 y proporciona gran parte de los datos utilizados en el cálculo de las calificaciones de FI.

La otra fuente principal de información es el Instituto de Investigación del Índice Glucémico de la Universidad de Sydney en Australia.

Los diferentes alimentos afectan el azúcar en sangre de manera muy diferente, incluso cuando contienen la misma cantidad de azúcar o almidón. No se puede determinar el índice glucémico de un alimento simplemente analizando el alimento en sí; necesita sujetos humanos.

Para determinar el índice glucémico de un alimento, los investigadores dan una cantidad precisa del alimento a varios sujetos de prueba. Luego, los niveles de azúcar en sangre de los sujetos se registran a intervalos regulares y se comparan con la reacción de los mismos sujetos a una sustancia de control (como la glucosa pura).

Los resultados de varias pruebas de muchos individuos se promedian juntos para calcular el índice glucémico de ese alimento. El USDA no realiza este tipo de investigación. La Dra. Jennie Brand y sus colegas de la Unidad de Nutrición Humana de la Universidad de Sydney han sido los líderes mundiales en la investigación del índice glucémico durante una década. La base de datos más extensa de valores del índice glucémico fue publicada por Brand en 2015 y contiene más de 1.500 alimentos. Esta base de datos es la otra fuente principal para el análisis de calificación IF.

Una vez extraídos los datos brutos de estas fuentes, se analizan mediante la fórmula de calificación IF. El efecto que tiene cada nutriente o factor en la clasificación IF de un alimento depende de tres cosas: (1) cuánto de ese factor está presente en el alimento, (2) cuánto de ese factor se requiere para tener un impacto positivo o negativo en inflamación, y (3) qué tan fuerte era ese efecto. Por ejemplo, se ha descubierto que grandes dosis de vitamina E (aproximadamente 560 miligramos) tienen un efecto antiinflamatorio moderado.

Pero la modesta cantidad de vitamina E que se encuentra en una onza de semillas de girasol (aproximadamente 16 miligramos) agrega solo unos pocos puntos a su clasificación IF. Aunque los efectos pro o antiinflamatorios de los nutrientes individuales en un alimento pueden ser relativamente pequeños, la clasificación IF le permite considerar el efecto acumulativo de todos los factores, y si esos efectos son fuertes o débiles, positivos o negativos.

La fórmula IF Rating en sí fue desarrollada utilizando docenas de estudios publicados que documentan los efectos de diferentes nutrientes y factores dietéticos sobre la inflamación. A continuación, en forma resumida, se encuentran los principios básicos que influyen en la fórmula:

La cantidad de grasa es importante

Pero el tipo de grasa es aún más importante. Las investigaciones han demostrado que las dietas que son más altas en grasas monoinsaturadas (como el aceite de oliva) y más bajas en grasas saturadas (como las grasas animales) tienden a reducir la inflamación y las enfermedades relacionadas con la inflamación. La llamada dieta mediterránea, que se asocia con una disminución significativa de las enfermedades cardíacas, el cáncer y otras enfermedades, es un excelente ejemplo de este tipo de dieta.

En la década de 1970, cuando se documentaron por primera vez los efectos adversos para la salud de las grasas saturadas, se pensaba que las grasas poliinsaturadas, que son incluso más insaturadas que las monoinsaturadas, eran la opción más saludable.

Se exhortó a las amas de casa bien intencionadas a reemplazar las grasas animales (como la mantequilla y la manteca de cerdo) por aceite de maíz y margarina.

Aunque puede estar hecha de aceites poliinsaturados, la margarina se crea hidrogenando artificialmente aceites líquidos para hacerlos sólidos. Este proceso reordena la estructura de las moléculas de grasa, convirtiéndolas en ácidos grasos trans. Lo que no sabíamos en ese entonces pero que hemos aprendido desde entonces es que los ácidos grasos trans son incluso peores que las grasas saturadas en términos de sus efectos inflamatorios.

Incluso cuando no están hidrogenados, muchos aceites poliinsaturados contienen principalmente ácidos grasos omega-6. Nuestros cuerpos funcionan mejor cuando consumimos un equilibrio de grasas omega-3 y omega-6. Cuando ese equilibrio se inclina demasiado hacia la familia de los omega-6, terminamos alimentando las vías inflamatorias en nuestras células mientras matamos de hambre las vías antiinflamatorias.

Ciertos ácidos grasos

Son particularmente activos para crear o combatir la inflamación. Los ácidos grasos son los bloques de construcción individuales que se combinan para formar grasas saturadas e insaturadas.

De las docenas de ácidos grasos que se encuentran en nuestro suministro de alimentos, cuatro son de particular interés en términos de inflamación.

El ácido eicosapentaenoico (EPA), el ácido docosahexaenoico (DHA) y el ácido gamma-linolénico (GLA) promueven la producción celular de sustancias químicas antiinflamatorias.

El ácido araquidónico (ARA) hace todo lo contrario, aumentando la producción de sustancias químicas inflamatorias.

El EPA y el DHA se encuentran en grandes cantidades en pescados como el salmón, el atún y el arenque y en trazas en otros alimentos. El ARA se encuentra principalmente en los huevos, los lácteos y las carnes, en particular las vísceras (hígado, riñón, etc.). Las fuentes más ricas de GLA son las semillas de las plantas de onagra y borraja.

Los antioxidantes también son antiinflamatorios.

Una de las formas en que la inflamación conduce a la enfermedad es mediante la creación de una gran cantidad de radicales libres, moléculas inestables que dañan las células. Esto crea un círculo vicioso, ya que los propios radicales libres desencadenan la producción de más inflamaciones.

Los antioxidantes, que neutralizan los radicales libres, juegan un papel muy importante en la lucha y prevención de la inflamación. Los estudios han demostrado que las personas con niveles más bajos de ciertos antioxidantes (especialmente vitaminas C y E, selenio y betacaroteno) tienen niveles más altos de sustancias químicas inflamatorias en sus cuerpos. Otros estudios confirman que aumentar la cantidad de estos nutrientes en la dieta reduce la inflamación y la enfermedad.

Los niveles altos de homocisteína contribuyen a la inflamación.

Se ha escrito mucho en los últimos años sobre los peligros de la homocisteína.

Los niveles altos de este aminoácido en la sangre se han relacionado con una mayor incidencia de enfermedades cardíacas, enfermedad de Alzheimer, artritis y muchas otras afecciones.

No es una coincidencia que la lista de enfermedades relacionadas con la homocisteína sea casi idéntica a la lista de enfermedades relacionadas con la inflamación. La homocisteína es un compuesto altamente inflamatorio. Ciertas vitaminas B, específicamente B6, B12 y ácido fólico, son muy efectivas para reducir la homocisteína y la inflamación.

El azúcar también alimenta la inflamación.

Los picos agudos de azúcar en sangre pueden crear inflamación en el cuerpo. (Esta es una de las razones por las que las personas con diabetes deben preocuparse particularmente por la inflamación excesiva). La clasificación IF de un alimento se ve afectada por el efecto del alimento sobre el azúcar en sangre, según su índice glucémico, el tamaño de la porción y otros factores, como como la cantidad de fibra que contiene. Una carga glucémica alta tiene un impacto negativo en la clasificación IF de un alimento.

Existe una vitamina antiinflamatoria de la que la mayoría de la gente nunca ha oído hablar. La vitamina K no ha recibido mucha atención.

Hasta hace poco, era poco común ver vitamina K incluida en una formulación multivitamínica. Pero la investigación emergente ha demostrado que esta vitamina juega un papel fundamental en el mantenimiento de la salud ósea, la prevención de enfermedades cardíacas y la reducción de la inflamación.

Los alimentos que contienen mucha vitamina K, como la col rizada y el brócoli, obtienen puntos adicionales para combatir la inflamación en el sistema de clasificación IF. Y algunos alimentos que contienen fitoquímicos antiinflamatorios como la cúrcuma, el jengibre, los chiles, la piña, el ajo y otras plantas relacionadas, tienen potentes acciones antiinflamatorias, casi parecidas a las de las drogas. Durante milenios, estas plantas y especias se han utilizado en la medicina tradicional para tratar afecciones inflamatorias y como tónicos de salud en general. Se pueden utilizar con gran ventaja en una dieta para reducir la inflamación.

La Dieta Antinflamatoria

La adopción de una dieta sana y equilibrada puede comenzar a eliminar muchos de los problemas asociados con la acumulación de desechos en el cuerpo. También proporciona los nutrientes adecuados esenciales para el equilibrio equilibrado del cuerpo. La función del sistema digestivo es introducir alimentos, descomponerlos en energía utilizable mediante la absorción de nutrientes y eliminar los desechos que no se pueden utilizar de manera eficiente. Cuanto mayor sea la calidad de los alimentos que comemos, más nutrientes y energía obtenemos de ellos.

Mitigar los efectos de la sobrecarga tóxica

Estamos expuestos a diario tanto a las toxinas ambientales como a los subproductos alimentarios acumulados a través de la dieta.

Como ingerimos sustancias químicas no utilizables contenidas en los alimentos, como hormonas, pesticidas, residuos de antibióticos y otros compuestos, nuestro cuerpo debe trabajar más duro para digerir estas sustancias extrañas, además de obtener nutrientes de los mismos alimentos.

El hígado y los riñones, que son responsables de metabolizar los compuestos tóxicos, deben trabajar para descomponer las toxinas de nuestro medio ambiente, nuestra comida y nuestros propios procesos metabólicos.

El cuerpo humano no es 100 por ciento eficiente ya que realiza el metabolismo. Tiende a producir desechos, toxinas endógenas que necesitan ser procesadas y excretadas del cuerpo. La eficiencia con la que el cuerpo de una persona excreta estos desechos acumulativos determina su "terreno" (la susceptibilidad del cuerpo a las enfermedades debido a su entorno bioquímico y energético). Como esto implica, diferentes individuos tienen diferentes terrenos.

Además de las toxinas ambientales y dietéticas, los medicamentos farmacéuticos son otra fuente de toxinas externas. Nuevamente, el hígado y los riñones son los principales responsables de catabolizar (descomponer) y excretar estas toxinas. Finalmente, además de tener que metabolizar toxinas y desechos, el cuerpo debe ser capaz de digerir y descomponer las sustancias transportadas por el aire y alérgenos transmitidos por los alimentos. ¿Tiene sentido que sobrecarguemos nuestros sistemas acumulando más toxinas? ¿También tiene sentido que reducir las toxinas de la dieta pueda mejorar la eficacia con la que eliminamos las restantes?

Aquí hay una analogía para ayudarlo a comprender la capacidad del cuerpo para el estrés, las toxinas, los alérgenos y los desechos metabólicos y cómo podrían relacionarse con su dieta.

Imagine que tiene una taza con capacidad para ocho onzas líquidas. Esta taza simboliza su posible ingesta de toxinas y alérgenos. Si llena la taza con seis onzas de alergias alimentarias, puede ingerir solo dos onzas más antes de que la taza se desborde y ya no pueda lidiar con las toxinas.

Si luego está expuesto a toxinas ambientales, polen en la primavera y medicamentos farmacéuticos, su taza no puede manejar todos los insultos a su sistema. A medida que su taza se desborda, puede experimentar dolor, secreción nasal, goteo posnasal, tos, sarpullido, fatiga y muchos otros síntomas.

Por otro lado, si elimina las seis onzas de alergias alimentarias, tiene una mayor capacidad para absorber y procesar toxinas y alérgenos que no se pueden evitar. Por ejemplo, los pacientes que son extremadamente alérgicos al césped y al polen no pueden eliminar todo el césped y el polen de sus vidas, pero pueden disminuir sus alergias alimentarias para permitir que su cuerpo procese mejor el césped y el polen.

Realmente es lo que come

La parte más importante de mi práctica en el desarrollo de un plan de tratamiento con mis pacientes es la dieta. Probablemente haya escuchado la frase "eres lo que comes" un millón de veces a lo largo de su vida. ¿Alguna vez se has parado a pensar qué significa la frase o por qué se ha convertido en un cliché tan popular?

Las leyes de la física establecen que cada objeto o ser pueden descomponerse en moléculas cada vez más pequeñas. La parte más pequeña que forma cualquier objeto o ser es la energía.

Debido a que todos los objetos están hechos de energía, podemos deducir que los seres humanos están hechos completamente de energía. Esto también significa que toda la comida es energía.

Si dejáramos de comer alimentos que aportan energía para alimentar los procesos de nuestro cuerpo, no podríamos vivir por mucho tiempo.

Dicho esto, ¿no tiene sentido prestar atención a lo que consumimos cada día? Los alimentos que comemos son el combustible de todos los procesos corporales. Si valora su coche y quiere que funcione a su nivel óptimo, ¿no le pondría gasolina y aceite de la mejor calidad? Del mismo modo, si valora su cuerpo (y, en consecuencia, su salud y su vida), ¿no es hora de ponerle la mejor comida o "combustible"?

Así como los diferentes objetos tienen una composición energética variable, los diferentes alimentos también tienen distintas energías.

Debemos prestar atención a la calidad de los alimentos que introducimos en nuestro cuerpo. Los alimentos cultivados orgánicamente, recién recolectados y que han pasado la menor cantidad de tiempo en el transporte tienen la mayor vitalidad y, por lo tanto, le ofrecerán energía y nutrientes de la más alta calidad.

Cuanto más procesamiento se somete a un alimento, más toxinas y menos valor energético y nutritivo contiene. Aquí hay una regla general para recordar: si no puede saber qué es un alimento al mirarlo, no lo coma. Por ejemplo, el pan blanco está hecho de trigo, pero ¿se parece al trigo? ¿Puedes decir que estaba hecho de trigo? Entonces probablemente no debería comerlo.

Comer alimentos producidos localmente y de temporada es una excelente manera de garantizar una buena calidad y una buena vitalidad. Los alimentos que han sido deshidratados, empaquetados durante semanas o, a veces, meses, o enlatados en aluminio pueden carecer de energía y estar llenos de conservantes, aditivos y posiblemente colorantes.

Estos alimentos procesados pueden ofrecer una cantidad significativamente menor de nutrientes en comparación con los alimentos frescos. Podemos obtener algunos micronutrientes vitales (vitaminas, minerales y fitoquímicos), que se utilizan para apoyar el metabolismo y la energía, a través de la suplementación, pero los macronutrientes necesarios para el combustible del cuerpo (carbohidratos, proteínas y grasas) solo pueden provenir de los alimentos. . Debido a que los alimentos que comemos son nuestra única fuente de combustible, realmente somos lo que comemos.

Comer comida en latas día tras día puede hacer que una persona se sienta fatigada y sin energía.

Alergias alimentarias, intolerancias alimentarias e inflamación

Un componente vital de una dieta saludable es la eliminación de las alergias o intolerancias alimentarias. Las alergias alimentarias son cada vez más comunes en nuestra población. Creo que el desarrollo de algunas alergias más otras intolerancias alimentarias se debe en parte a nuestra dieta no rotatoria de alimentos similares. Por ejemplo, se puede comer trigo tres o más veces al día, en forma de tostadas para el desayuno, un sándwich para el almuerzo y pasta para la cena.

Entonces, ¿qué es una alergia alimentaria? Básicamente, una alergia alimentaria es el resultado de una reacción del sistema inmunológico a ciertas proteínas alimentarias. El sistema inmunológico estimula la liberación de histamina, lo que produce secreción nasal, ojos llorosos y producción de mucosidad en la garganta. Las reacciones más graves pueden incluir urticaria, calambres abdominales, diarrea o incluso anafilaxia

La reacción del sistema inmunológico a las alergias alimentarias puede provocar respuestas inflamatorias.

Cuando alguien tiene alergia a un determinado alimento, el consumo de ese alimento puede estimular la producción de anticuerpos que tienen el potencial de unirse con el alimento o de reaccionar de forma cruzada con el tejido normal, lo que resulta en una reacción autoinmune o inflamatoria.

Cualquier inflamación en el cuerpo interfiere y ralentiza el metabolismo y la respuesta curativa. Además, los alérgenos alimentarios a menudo no se digieren correctamente y, por lo tanto, pueden ser otra fuente de "materia mórbida" acumulada en el cuerpo que debe eliminarse a través de los riñones, el hígado y otros órganos de desintoxicación.

La dieta antiinflamatoria elimina la mayoría de las posibles alergias alimentarias para la mayoría de las personas. A diferencia de una alergia alimentaria, una intolerancia alimentaria es una reacción inmunitaria no mediada. Quizás un individuo carece de las enzimas necesarias para descomponer ciertos alimentos, como en la intolerancia a la leche (intolerancia a la lactosa). La sensibilidad a los alimentos puede ocurrir cuando una persona no puede comer ciertos alimentos, pero no tiene una reacción inmune a ellos.

Creo que otra causa de intolerancias alimentarias o sensibilidades alimentarias es un desequilibrio o una falta de la flora microbiana adecuada que normalmente recubre el tracto gastrointestinal, como Lactobacillus acidophilus y Lactobacillus bifidus. El equilibrio de estos microorganismos influye en la capacidad de recuperación de nuestro tracto gastrointestinal.

Los síntomas de las alergias alimentarias y las intolerancias alimentarias a menudo se superponen, lo que dificulta distinguir la verdadera causa.

No me preocupa por qué los pacientes no pueden comer ciertos alimentos; Me preocupa cuánto mejor se sienten después de omitir el alimento ofensivo de sus dietas.

Existen varios métodos para realizar pruebas de intolerancias alimentarias o alergias. El verdadero patrón oro es una dieta de eliminación y "desafío". Si una persona es muy diligente, este enfoque puede ser un método económico y muy eficaz para descubrir alergias o intolerancias alimentarias. Reservo este enfoque de la dieta antiinflamatoria para personas con una salud promedio o buena.

La mejor manera de implementar la dieta de eliminación y "desafío" es seguir estrictamente la dieta antiinflamatoria durante cuatro semanas. Pasado ese tiempo, cada alimento puede introducirse individualmente en su forma más completa.

Por ejemplo, para introducir tomates, coma un tomate entero después de evitar cualquier cosa con tomates durante cuatro semanas; no coma salsa de tomate o sopa de tomate.

Después de comer el tomate, no coma más tomates o productos de tomate durante tres días porque algunas reacciones pueden retrasarse. Después de tres días, asumiendo que no ha tenido ninguna reacción al tomate, probablemente puede asumir que los tomates son un alimento seguro para usted.

Luego puede introducir el siguiente alimento en su forma completa, esperar tres días y así sucesivamente.

Si tiene una reacción de inmediato, entonces puede asumir que la comida que introdujo no es buena para usted y que debe evitarla.

Si tiene dificultades para seguir estrictamente la dieta antiinflamatoria, puede eliminar y luego reintroducir un alimento a la vez. Por ejemplo, evite todos los productos lácteos durante un mes. Luego reintroduzca bebiendo un vaso de leche y espere hasta tres días para cualquier reacción. Luego elimine la siguiente comida y así sucesivamente.

La mayoría de las personas reaccionarán a los alimentos del sistema corporal donde son más susceptibles. Por ejemplo, si uno es propenso a las migrañas, entonces puede ocurrir una migraña; si uno es propenso a tener diarrea o malestar digestivo, entonces puede ocurrir diarrea. Sin embargo, las reacciones no se limitan a los sistemas susceptibles y pueden ser desde una congestión leve hasta alteraciones del estado de ánimo y calambres abdominales severos.

Algunas reacciones pueden ser inmediatas y otras pueden retrasarse; es por eso que hacemos que las personas esperen hasta tres días completos antes de introducir el siguiente alimento.

Después de seguir la dieta de eliminación, uno puede aprender a qué tipos de alimentos reacciona. Sin embargo, mi experiencia y observación ha sido que para alguien con una enfermedad crónica, seguir la dieta en la forma en que se presenta ofrecerá la mejor salud óptima.

Por ejemplo, se recomienda que los pacientes con enfermedades crónicas eviten el trigo, incluso el trigo integral orgánico e incluso si no se observa ninguna reacción durante la fase de elminación y desafío de la dieta, hasta que mejore su salud y se trate su terreno.

Ciertos alimentos que contribuyen a la inflamación

La lista de alimentos que se deben evitar para la dieta antiinflamatoria incluye *todos los productos de trigo, productos lácteos, papas, tomates, maíz, azúcar, frutas cítricas, carne de cerdo, huevos comerciales (no orgánicos), mariscos, maní y mantequilla de maní, café, alcohol, jugo, tés con cafeína, refrescos, cualquier cosa que contenga aceites hidrogenados, alimentos procesados y alimentos fritos.*

Muchos de estos alimentos pueden contribuir directamente a la inflamación. Por ejemplo, se sabe que los tomates y las patatas, que forman parte de las solanáceas o de la familia de las solanáceas, causan inflamación. Las personas con artritis de cualquier tipo deben evitar definitivamente los tomates y las papas.

Vale la pena mencionar los productos lácteos porque tienden a ser muy ricos en grasas. Sin embargo, la cantidad de grasa realmente no es el problema, porque la cantidad de toxinas solubles en grasa que se almacenan en la grasa es el verdadero problema.

Sabemos que las vacas lecheras criadas de forma convencional y, en consecuencia, los productos lácteos son bombardeadas con toxinas en forma de residuos de plaguicidas en el pienso y productos de soja modificados genéticamente en el pienso.

Muchos bovinos, que son naturalmente herbívoros, incluso se alimentan con proteínas animales, que contienen sus propias toxinas acumuladas y, por lo tanto, aumentan aún más la carga total de toxinas en los productos lácteos.

Como resultado, los productos lácteos contribuyen a la carga de toxinas que el sistema inmunológico del cuerpo debe procesar y eliminar (o almacenar si el cuerpo está bajo estrés y, por lo tanto, no puede eliminar las toxinas).

Quizás se esté preguntando cómo va a obtener el calcio necesario para la salud ósea si se le pide que evite la leche. ¿No es especialmente riesgoso evitar la leche para el desarrollo de los huesos de los niños? La industria láctea ha hecho un excelente trabajo al comercializar la noción de que todo el mundo necesita beber leche para mantener los huesos sanos y fuertes. De hecho, existen muchas fuentes de calcio no lácteas, incluidas las leches de soja, arroz, avena, almendras y otras leches de frutos secos fortificadas.

El cuerpo absorbe solo alrededor del 30 por ciento del calcio contenido en los productos lácteos. *La carta de Townsend* para médicos y pacientes, en un resumen de más de veinte artículos diferentes, concluyó que la alergia a la leche de vaca es común entre adultos y niños.

De hecho, se sabe que las proteínas de la leche intactas estimulan la secreción de citocinas proinflamatorias en pacientes susceptibles, como aquellos con alergia a la leche de vaca.

Además, debido a que nuestra dieta estándar se compone principalmente de proteínas animales (incluidas las proteínas de la leche), que son de naturaleza ácida, el cuerpo elimina el calcio de los huesos para ayudar a equilibrar el pH en el sistema gastrointestinal.

Si uno descubre que no reaccionan a los lácteos y quiere incluirlos en su dieta, sugiero comer solo productos lácteos orgánicos. No contienen los residuos de pesticidas, hormonas ni antibióticos que pueden contener los lácteos normales. Esto se debe a que las vacas están sometidas a estándares de alimentación más altos y, por lo tanto, no acumulan toxinas innecesarias a través de su dieta. Aún así, incluso los productos lácteos orgánicos no deben consumirse a diario.

El mejor sustituto (y a menudo pasado por alto) de la leche para beber es el agua. Es preferible que pacientes beban la mitad de su peso en onzas líquidas de agua filtrada diariamente. (Una taza equivale a ocho onzas líquidas. Por lo tanto, una persona que pese 140 libras debe beber setenta onzas líquidas de agua al día, lo que equivale aproximadamente a nueve tazas, o un poco más de dos cuartos).

Beber agua filtrada es importante porque reduce la carga de toxinas al filtrar metales no deseados como el aluminio y el plomo, bacterias, hormonas, residuos de pesticidas, contaminantes industriales, solventes, elementos tóxicos y otras toxinas solubles en agua. Los líquidos para consumir como parte de la dieta antiinflamatoria incluyen agua filtrada y tés de hierbas hechos con agua filtrada. Se evitan todas las bebidas con cafeína y las bebidas que contienen azúcar. Se evita el jugo porque es una gran fuente de azúcar concentrado, aunque es un azúcar natural. Pregúntese si puede comer cuatro naranjas de una sola vez. Si la respuesta es no, entonces no debe consumir un vaso de ocho onzas de jugo de naranja, que contiene la cantidad equivalente de azúcar pero carece del contenido de fibra beneficiosa que tendría la fruta entera.

Se debe evitar el alcohol porque se convierte en azúcar una vez en el cuerpo. El café y otras bebidas con cafeína son muy exigentes para el hígado debido a su carga de toxinas y sobre las glándulas suprarrenales debido al efecto de la cafeína en los niveles de cortisol.

Las glándulas suprarrenales, ubicadas en la parte superior de los riñones, son responsables de mantener la energía, producir hormonas sexuales, equilibrar la presión arterial y el azúcar en la sangre y moderar la respuesta al estrés.

Si el sistema de una persona ya está cargado de factores estresantes fisiológicos o psicológicos, la cafeína agotará cualquier recurso moderador del estrés que quede en el cuerpo.

La cafeína también tiene un efecto perjudicial sobre la pérdida de peso y puede causar ansiedad, ira, insomnio e irritabilidad.

Los huevos comerciales, la carne de res y el cerdo se incluyen en la lista de alimentos que deben evitarse en gran parte por las mismas razones por las que se deben evitar los lácteos: debido al contenido de toxinas y la naturaleza acidificante de la proteína animal. El cerdo y la carne de res tienen un alto contenido de ácido araquidónico que promueve la inflamación.

Se permite un poco de carne orgánica, pero se debe comer con moderación.

El cerdo, incluso orgánico, no está permitido en esta dieta debido a su potencial para estimular una reacción autoinmune y debido a la calidad de su grasa. Los cerdos tienen estructuras proteicas muy similares a las de los humanos; por lo tanto, el consumo de carne de cerdo puede aumentar la posibilidad de reacciones cruzadas en el sistema inmunológico.

Una reacción cruzada ocurre cuando el sistema inmunológico reacciona a las proteínas del cerdo que son tan similares a las proteínas humanas, provocando simultáneamente una respuesta inmunológica contra las propias células del cuerpo.

En su libro *The Maker's Diet*, Jordan Rubin describe la carne de cerdo como una carne inmunda; compara la carne de cerdo con la carne de res basándose en la complejidad de los sistemas digestivos de los dos animales.

Rubin afirma que la carne de vaca es una carne "más limpia" que la de cerdo debido a la compleja digestión de las vacas (tienen cuatro cámaras estomacales) y por lo que comen las vacas.

Debido a que los cerdos a menudo viven en ambientes sucios, tienen una digestión no compleja y comen cualquier cosa, incluidas sus propias crías, él considera que tienen grasas de menor calidad, lo que los convierte en un alimento de menor calidad.

Los estudios han demostrado que el contenido de grasa visible en la carne de cerdo es muy alto en ácido araquidónico en comparación con la carne de res, aunque la carne real de cerdo es más baja en ácido araquidónico. La dieta antiinflamatoria está desarrollada para nutrir el cuerpo a todos los niveles. El cerdo no está permitido en esta dieta por más de una razón.

Huevos orgánicos libres de residuos de hormonas y pesticidas y que provienen de gallinas de corral, pero no deben consumirse todos los días debido a su contenido en proteínas animales.

El azúcar causa muchas reacciones anormales en el cuerpo y todas las personas deben evitarlo. El azúcar deprime el sistema inmunológico y no aporta nutrientes a la dieta. Las dietas prolongadas con alto contenido de azúcar contribuyen a niveles altos de glucosa, niveles altos de insulina y niveles altos de colesterol, todos los cuales aumentan el riesgo de enfermedades cardíacas, resistencia a la insulina y riesgo de diabetes.

Los mariscos y los cacahuetes se evitan como parte de la dieta antiinflamatoria porque muchas personas tienen alergia a ellos. Los cacahuetes también crean aflatoxina en su superficie, que se ha demostrado que aumenta la incidencia de cáncer en algunas personas; los cacahuetes deben procesarse con cuidado para evitar la producción de esta sustancia.

El maíz es otro alérgeno común que debe evitarse. El maíz cultivado de forma convencional a menudo se ha sometido a una cantidad significativa de ingeniería genética y ha sido objeto de fuertes bombardeos con pesticidas.

Vale la pena discutir el trigo, porque nuestra dieta estándar se ha vuelto loca con el trigo. Si desea tener una buena perspectiva sobre el uso del trigo en la dieta actual, pregúntele a cualquier persona que tenga la enfermedad celíaca, que es una enfermedad de intolerancia al gluten que provoca problemas intestinales.

Piense en la familia estadounidense típica y en lo que comen a diario. Como se mencionó anteriormente, uno podría tener cereales, tostadas o panqueques para el desayuno, un sándwich para el almuerzo y luego pasta o pizza para la cena.

La familia típica puede consumir trigo tres veces al día. Hoy, el trigo no es lo que era hace cien años.

El trigo se ha modificado genéticamente en gran medida; Además, muchos nutrientes se eliminan en el refinado y procesamiento del trigo. El trigo modificado genéticamente ha aumentado su contenido de gluten al 90 por ciento, que es muy irregular.

Es posible que la modificación genética del trigo haya cambiado su estructura a algo que nuestro cuerpo no reconoce como "seguro para pasar". En su libro *Dangerous Grains*, James Brady y Ron Hoggan describen el gluten como una proteína a la que el sistema inmunológico reacciona patológicamente, produciendo inflamación. Su teoría, respaldada por la evidencia, es que el gluten destruye el tejido sano a través del mimetismo molecular o reacción cruzada. Según un artículo publicado en la edición de noviembre de 2001 de la revista Annals of Allergy, Asthma, and Immunology, las sustancias CRP e IL-6 aumentan durante las reacciones alérgicas agudas.

Recuerde que la CRP y la IL-6 estimulan la inflamación. Esta misma reacción se puede ver con cualquier alergia alimentaria, siendo el trigo un ejemplo común.

Las frutas cítricas pueden aumentar la inflamación en el cuerpo; también tienden a agravar los síntomas de la artritis. No está claro por qué los alimentos cítricos desencadenan síntomas inflamatorios en las articulaciones en algunas personas pero no en otras; sin embargo, en muchas personas con artritis reumatoide, uno o más de los alimentos que deben evitarse en esta dieta empeorarán su condición.

Nuevamente, esto no significa que todos estos alimentos sean necesariamente malos para todos. Así como una picadura de abeja puede causar una reacción extrema en una persona y no en otro, estos alimentos pueden causar dolores articulares en algunas personas pero no en otras.

Recuerde que durante la fase de eliminación y desafío de la dieta, puede comenzar a consumir estos alimentos nuevamente para ver si reacciona a ellos. Por ejemplo, si reintroduce los cacahuetes y no reacciona a ellos de forma negativa, puede comerlos, pero no todos los días. (Recuerde que una de las características clave de una dieta saludable es la variedad).

Conocer sus reacciones a los alimentos será útil para tratar y prevenir enfermedades crónicas. Curiosamente, una persona puede encontrar que reacciona al maíz no orgánico, pero no al maíz orgánico.

Finalmente, además de los alimentos que comúnmente desencadenan alergias o sensibilidades, otros alimentos que deben evitarse son los alimentos procesados, los alimentos que contienen aceites hidrogenados y los alimentos fritos.

Los alimentos que contienen aceites hidrogenados, incluidos los fritos, estimulan la liberación de prostaglandinas que promueven la inflamación. Cualquier alimento que se procese contendrá grandes cantidades de conservantes, toxinas y colorantes, todos los cuales contribuyen a la carga tóxica general del cuerpo.

Además, a menudo han estado en los estantes durante semanas o meses antes de la compra, lo que reduce claramente su nivel de nutrientes vitales.

Los síntomas de las alergias alimentarias

Los síntomas de alergias o intolerancias alimentarias incluyen dolores de cabeza, carraspeo constante, mucosidad en la garganta, molestias abdominales como hinchazón o calambres, síndrome del intestino irritable, enfermedad del intestino irritable, fatiga, migrañas, artritis, asma, eccema, psoriasis, la mayoría de las molestias de la piel, acné, aftas (boca) úlceras, sinusitis (inflamación de las cavidades nasales que provoca secreción nasal y / o congestión), otitis media (infección del oído), tos crónica y alergias crónicas al polen, moho u otros agentes ambientales.

Las alergias a los alimentos también pueden desencadenar cambios menores o importantes en el estado de ánimo, como depresión, ira, hiperactividad o ansiedad.

Otras alergias alimentarias comunes

Además de la lista de alimentos que se deben evitar en la dieta antiinflamatoria, otros alimentos que pueden desencadenar alergias o sensibilidades incluyen colorantes alimentarios, especialmente amarillos y rojos; frutos secos, especialmente para diabéticos por su concentración de azúcar.

El chocolate, que contiene cafeína y, en el caso del chocolate con leche, lácteos; aspartamo (NutraSweet); plátanos conservantes de carne (nitritos); glutamato monosódico (MSG); cebollas; arenque en escabeche; y algunos vinagres.

Esta dieta elimina la mayoría de los principales alérgenos alimentarios. Si aún experimenta síntomas después de seguir la dieta de cerca, considere eliminar el resto de estos irritantes potenciales de su dieta.

Ayuno Intermitente Y La Inflamación

La inflamación se está convirtiendo en un problema creciente. Por lo tanto, no es de extrañar que tantas personas estén buscando una mejor manera de evitar la inflamación y perder peso. Las dietas tradicionales que restringen las calorías a menudo no funcionan para muchas personas. Es difícil seguir este tipo de dieta a largo plazo. Esto a menudo conduce a una dieta de "yoyo", un ciclo interminable de pérdida y ganancia de peso y en el proceso múltiples problemas de inflación en nuestro cuerpo. Esto no solo a menudo resulta en problemas de salud mental, sino que también puede conducir a un aumento de peso aún mayor en general.

No sorprende, entonces, que muchas personas hayan estado buscando una dieta que pueda mantenerse a largo plazo. El ayuno intermitente es una de esas dietas.

Más un cambio de estilo de vida que un plan de alimentación, es diferente de las dietas regulares.

Muchos seguidores del ayuno intermitente les resulta fácil de seguir durante períodos prolongados. Aún mejor, les ayuda a perder peso de manera efectiva a la vez que mantienen a raya la inflamación.

Sin embargo, con esta clase de plan de alimentación también ofrece beneficios más allá de la pérdida de peso.

Muchas personas creen que también puede ofrecer otros beneficios para la salud y el bienestar. Incluso se dice que algunos de esos beneficios se extienden aún más, algunos dicen que los hace más productivos y centrados.

Como resultado, pueden tener más éxito en el lugar de trabajo. Ha habido historias recientes en los medios de comunicación de los CEO que afirman que su éxito se debe al ayuno intermitente.

Sin embargo, los beneficios no terminan ahí. Existe alguna evidencia que muestra que con el ayuno de forma intermitente también ayuda al bienestar de otras maneras. Se ha dicho que mejora los niveles del azúcar en la sangre y la inmunidad. También puede aumentar la función cerebral, disminuir la inflamación y reparar las células del cuerpo.

Con todo esto en mente, es fácil ver por qué esta forma de comer se está volviendo más popular. Aquí en estos capítulos, veremos más de cerca por qué el ayuno intermitente está funcionando para promover la pérdida de peso y el control de la inflamación. Examinaremos los beneficios de este cambio de estilo de vida y le mostraremos cómo comenzar con este protocolo de dieta.

Palabras Finales

Hay una multitud de beneficios para la salud que una persona puede obtener de las dietas por sí misma. La mayoría de los beneficios son similares. Sin embargo, hay algunos beneficios que son exclusivos del método de alimentación / dieta. Por lo tanto, la combinación de las dos dietas maximiza los beneficios que una persona puede lograr.

Los principales beneficios que comparten son un menor riesgo de enfermedades cardíacas, una mayor pérdida de peso y la posibilidad de prevenir cánceres.

Aquí encontrará más información sobre los beneficios de combinar las dos dietas:

Posibilidad de alcanzar la cetosis más rápido

La dieta ceto promueve su capacidad para alcanzar la cetosis. Aquí es donde el cuerpo se queda sin glucosa y se convierte en grasa como fuente de combustible. Esto fomenta la quema de grasa. Eso es lo que hace que la dieta sea muy popular para quienes buscan perder peso.

El ayuno intermitente (IF) ayuda al cuerpo a alcanzar la cetosis más rápido. Cuando el cuerpo está en ayunas, el balance energético cambia de carbohidratos a grasas. Los estudios demuestran que esto se debe a que el cuerpo se está quedando sin glucosa. El ayuno intermitente promueve la reducción de los niveles de insulina y glucógeno. Esta es exactamente la misma premisa que la dieta cetogénica. Por lo tanto, el ayuno junto con la dieta cetogénica vegana permite que el cuerpo alcance la cetosis más rápido.

Una vez que el cuerpo alcanza la cetosis, la dieta será más fácil de mantener. La cetosis ayuda a controlar el hambre, lo que hace que el participante coma menos y solo cuando lo necesite. Esto no solo facilitará la dieta, sino que también hará que la pérdida de peso sea excelente.

Aumento de la pérdida de grasa

Cuanto más rápido el cuerpo alcance la cetosis, más rápido quemará grasa.

Todos los métodos de dieta limitan ciertos nutrientes. Las limitaciones dietéticas a menudo resultan en pérdida de grasa. Esto se debe a que aumentan el metabolismo. El aumento de la tasa metabólica provoca la quema de grasa. El metabolismo promueve la termogénesis, que es un proceso que utiliza la grasa almacenada rebelde.

La dieta ceto promueve la quema de grasa debido a la disminución de la ingesta de carbohidratos.

Entonces, el ayuno intermitente es un método que es popular por sus habilidades para quemar grasa. Muchos estudios revelan que el método 16: 8 IF es más eficaz para quemar grasa. Los participantes de 16: 8 pueden ver un 14% más de pérdida de grasa que una dieta regular.

Mejor claridad mental

Cuando el cuerpo se adapte a la dieta cetogénica, logrará vivir de las cetonas. Esto se debe a la quema de grasas que se utiliza como fuente clave de energía para el cerebro y el cuerpo. La grasa es la fuente de energía más sostenible. El cerebro usa mucha energía. Por lo tanto, es muy beneficioso para el funcionamiento cerebral final.

La razón por la que la dieta combinada es mejor para la claridad mental se debe a la cetosis. Una dieta normal implica un alto contenido de carbohidratos.

Lo que significa que depende de los carbohidratos para obtener energía con regularidad. Por lo tanto, cuando el cuerpo se queda sin carbohidratos, sufrirá y se sentirá débil.

Pero, si el cuerpo se adapta a la falta de carbohidratos y se queda sin combustible graso, siempre tendrá una fuente de energía. Esto significa que su cerebro puede funcionar todo el tiempo en lugar de estar privado de energía.

Más energía

La evidencia muestra que los métodos de ayuno intermitente pueden aumentar la resistencia energética. Lo mismo ocurre con la dieta cetogénica. Esto se debe a las reducciones de calorías y nutrientes debido a los períodos de alimentación programados. Los atletas notan una mayor resistencia energética durante los períodos de ayuno. Su rendimiento mejora debido a esto.

Para consumir todos los nutrientes esenciales, lo mejor es tomar suplementos. Esto mejorará aún más los niveles de energía e inhibirá las deficiencias de nutrientes.

Pérdida muscular más lenta

Los estudios revelan que el ayuno intermitente promueve una pérdida muscular más lenta. De esta forma, ayuda a preservar la masa muscular. Los métodos IF que permiten a una persona lograr la autofagia aumentan el mantenimiento muscular. La autofagia aumenta las hormonas de crecimiento humano (HGH), lo que promueve la conservación de los músculos.

Esto es beneficioso junto con la dieta cetogénica, para aumentar la pérdida de grasa y la ganancia muscular. Esto se puede lograr debido a la mayor ingesta de proteínas que requiere la parte cetogénica de la dieta.

Un participante debe asegurarse de comer la cantidad correcta de nutrientes para mantener la dieta cetogénica. Lo que hará que el ayuno intermitente sea seguro y beneficioso para la masa muscular. Esto incluye la ingesta correcta de carbohidratos, proteínas y grasas saludables a diario. Esto maximizará los resultados e inhibirá las deficiencias de nutrientes.

Hay muchas ventajas de combinar las dietas. Practicar las dietas como una sola ofrece una multitud de increíbles beneficios para la salud.

Con el conocimiento correcto de los alimentos para comer durante el ayuno intermitente en la dieta cetogénica y los beneficios que ofrece, aquí hay algunos consejos importantes para lograr los mejores resultados:

Consejos para obtener los mejores resultados

Para maximizar los resultados de la dieta cetogénica con ayuno intermitente, hay algunas cosas simples que puede hacer:

Evite romper su ayuno con carbohidratos

Evitar los carbohidratos en su primera comida es clave. Lo mejor para romper un ayuno son alimentos y proteínas saludables bajos en grasa. Esto le ayudará a inhibir un pico en los niveles de azúcar en sangre. También debe estar siempre bien hidratado antes de interrumpir el ayuno, para ayudar a equilibrar sus niveles de azúcar en sangre.

Evite los bocadillos

Para aquellos que buscan perder peso, los bocadillos deben evitarse tanto como sea posible. Los refrigerios suelen ser alimentos innecesarios que usted come debido al aburrimiento o entre comidas para seguir adelante. El exceso de calorías puede provocar un aumento de peso.

Si comes suficientes comidas cetobalanceadas, que incluyen grasas y proteínas, debería mantenerte el tiempo suficiente. Hasta tú próxima comida al menos. Si decide comer un bocadillo, elija algunas de las opciones de bocadillos cetogénicos saludables anteriores. Esto incluye nueces, huevos, yogures ricos en grasas, frutas y verduras.

Consuma comidas bien balanceadas

En la misma línea de comidas bien equilibradas, esto es ideal para mantener el peso y lograr los mejores resultados. Las comidas llenas de alimentos ricos en grasas y proteínas magras le ayudarán a mantener una dieta saludable y a obtener los máximos beneficios. Recuerde que limitar la ingesta de carbohidratos es clave para la parte de la dieta cetogénica. También lo ayuda a lograr la cetosis más rápido, lo que fomenta una excelente quema de grasa y pérdida de peso.

Las comidas bien equilibradas y llenas de nutrientes esenciales también inhibirán las deficiencias de nutrientes.

Use suplementos si es necesario

Si le preocupan las deficiencias de nutrientes, los suplementos son una buena idea. Le ayudarán a obtener todos los nutrientes, vitaminas y minerales esenciales que su cuerpo necesita para mantenerse saludable y funcionando bien. También maximizará los resultados, ya que su cuerpo no se verá privado de ningún componente esencial.

Mantenga una rutina de ejercicio regular

Los beneficios de la dieta cetogénica y el ayuno intermitente pueden superarse con el ejercicio regular. La dieta cetogénica ayuda a los ayunos intermitentes a alcanzar la cetosis más rápido. Con ejercicio, esto maximizará aún más el beneficio de quema de grasa.

Mantenga un horario

Tener un plan bien pensado es clave para ayudarlo a mantenerse encaminado. Una vez que haya finalizado su plan, realizar un seguimiento de su dieta y ejercicio puede ayudarlo a mantener la dieta a largo plazo. Tomar nota de sus comidas favoritas, los mejores momentos para hacer ejercicio y su progreso lo alentará a seguir adelante.

Pruebe el método más popular / eficaz

El método más popular es 16/8. También conocida como la rutina de alimentación restringida cronometrada. Esto implica 16 horas de ayuno y 8 horas de comida. Durante la ventana de alimentación, debe consumir comidas cetogénicas equilibradas. 2 comidas grandes o 3 comidas más pequeñas. Evite los bocadillos para maximizar los resultados y mantener un sistema digestivo fuerte. Comer en exceso puede hacer que su sistema digestivo y su metabolismo se ralenticen. Esto puede causar problemas estomacales y aumento de peso.

Prueba el método más extremo

Si desea probar el método de ayuno intermitente más extremo mientras está en la dieta ceto, puede hacerlo. Esto se conoce como ceto de ayuno intermitente 23/1, o OMAD. Esto implica comer una comida al día. Esto le permite cosechar los beneficios durante 23 horas al día. La hora restante es cuando comes. Como también está en la dieta cetogénica aquí, debe hacer que las comidas sean cetogénicas apropiadas. Por lo tanto, lo ideal sería una gran comida rica en grasas y proteínas. Esto podría incluir verduras con bajo contenido de almidón y carnes magras cubiertas con semillas, salsas con alto contenido de grasa y productos lácteos. Una pequeña cantidad de carbohidratos es clave para asegurarse de comer algunos carbohidratos. Esto se puede encontrar en frutas, mantequillas de nueces y salsas.

El beneficio número uno del ayuno OMAD es la resiliencia. Los estudios demuestran que el largo período de ayuno de 23 horas hace que las células sean más fuertes. Esto se conoce como hormesis. Maximizará todos los beneficios de la dieta cetogénica de ayuno intermitente. Como reducción maximizada de enfermedades cardíacas, antienvejecimiento, aumento de la pérdida de peso y del metabolismo. Los resultados son increíbles. Sin embargo, este método debe realizarse con precaución y con los conocimientos adecuados.

Pruebe estos consejos principales usted mismo y vea cómo se maximizan los beneficios. Asegúrese de seguir las comidas a base de ceto durante las horas de comer para lograr con éxito esta dieta.

¿Entonces, Qué esperas? Es hora de probar el ayuno intermitente. ¡Seguro que experimentarás los beneficios!

Agradecimientos

Dedico esta obra a mi familia quien es la causa que me motivó a realizar este libro, mi esposa, quien me apoyó en todo momento, padres quienes siempre me apoyaron y quienes se sacrificaron para darme una educación, a mis maestros, quienes se empeñaron en lograr que entraran sus enseñanzas en mi cabeza, a mis amigos, quienes siempre me alentaron a la realización de este proyecto, a quienes me ayudaron a conseguir los materiales y bibliografías, a los impresores que me facilitaron sus servicios.

En general a todos los que de alguna manera me ayudaron a lo largo de estos años, para que yo pudiera concretar esta obra, a quienes me proporcionaron lo necesario para realizar los estudios concernientes a este trabajo que hoy concreto, a todos ellos les dedico este libro.

Sé que estas palabras no son suficientes para expresar mi agradecimiento, pero espero que con ellas, se den a entender mis sentimientos de aprecio y cariño a todos ellos.

Por último y no menos importante, a cada uno de ustedes que han leído esta libro, de todo corazón muchas gracias por el tiempo dedicado a este escrito, en el cual he puesto todo mi empeño y conocimiento para brindar una solución efectiva al tema desarrollado.

De igual forma los invito a dejar un comentario en forma de Review de este libro, sus comentarios son muy importantes para mí, muchas gracias.